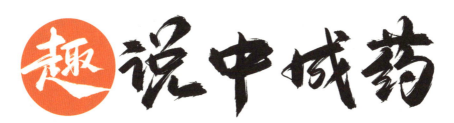

趣说中城药

——中医药文化传承心录

□ 文泉杰 著

天津出版传媒集团

天津科学技术出版社

图书在版编目（CIP）数据

趣说中成药：中医药文化传承心录/文泉杰著.

天津：天津科学技术出版社，2024.10. --ISBN 978-7-
5742-2483-4

Ⅰ.R286-64

中国国家版本馆 CIP 数据核字第 2024XT2075 号

趣说中成药：中医药文化传承心录

QU SHUO ZHONGCHENGYAO：ZHONGYIYAO

WENHUA CHUANCHENG XINLU

责任编辑：胡艳杰

出　　　版：天津出版传媒集团
　　　　　　 天津科学技术出版社

地　　　址：天津市西康路 35 号

邮　　　编：300051

电　　　话：(022)23332695

网　　　址：www.tjkjcbs.com.cn

发　　　行：新华书店经销

印　　　刷：北京中创彩色印刷有限公司

开本 710×1000　1/16　印张 22.75　字数 300 000

2024 年 10 月第 1 版第 1 次印刷

定价：99.00 元

序

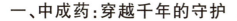

——解锁传统智慧的现代密码

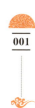

　　在这个快节奏的时代,我们总是在寻找那些能够迅速缓解身体不适、提升生活质量的"秘密武器"。而中成药,作为中华民族千百年来医学智慧的结晶,正以其独特的魅力和实效,悄然成为现代人健康管理的得力助手。今天,我有幸为《趣说中成药——中医药文化传承心录》一书作序,这不仅是对一本好书的推荐,更是一次对传统医学智慧的致敬与传承。

一、中成药:穿越千年的守护

　　中成药,顾名思义,即由中药材按一定配方和工艺制成的,可直接用于临床治疗的现成药物。它们承载着中华民族数千年的医学智慧,是历代医家临床实践的结晶。从《黄帝内经》的奠基,到《本草纲目》的集大成,再到近现代中医药学的不断发展,中成药始终以其独特的疗效和便捷的使用方式,守护着人们的健康。

《趣说中成药——中医药文化传承心录》正是这样一部旨在将传统中成药的智慧以通俗易懂的方式呈现给现代读者的佳作。它不仅详细介绍了中成药的历史渊源、制作工艺、使用方法和注意事项,还深入剖析了中成药背后的医学原理和药理作用,让读者在轻松阅读的同时,也能领略到中成药的博大精深。

二、白话解读:让传统智慧触手可及

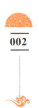

《趣说中成药——中医药文化传承心录》的最大特点,就是其"白话"的表述方式。文小叔深知,对于大多数现代读者来说,传统的中医药术语和理论往往显得晦涩难懂。因此,他巧妙地运用通俗易懂的语言和生动的例子,将复杂的中成药知识化繁为简,让读者能够轻松理解并掌握。

书中不仅详细解释了每一种中成药的组成成分、功效主治和用法用量,还特别注重介绍其背后的医学原理和药理作用。文小叔通过深入浅出的讲解,让读者在了解中成药的同时,也能对中医药的整体观念、辨证论治等核心理念有更深刻的认识。

此外,书中还穿插了许多有趣的历史故事和民间传说,让读者在轻松愉快的氛围中,感受到中成药的魅力和传统文化的韵味。这些故事不仅增加了书籍的可读性,也让读者对

中成药的历史和文化有了更全面的了解。

三、实用指南：健康管理的得力助手

《趣说中成药——中医药文化传承心录》不仅是一部介绍中成药的科普读物，更是一部实用的健康管理指南。文小叔在书中详细介绍了各种常见疾病的中成药治疗方法，包括感冒、咳嗽、消化不良、失眠等。他不仅列出了针对每种疾病的具体中成药推荐，还详细解释了每种药物的使用方法和注意事项。

对于现代读者来说，这本书无疑是一本不可多得的家庭健康手册。无论是面对突发的身体不适，还是日常的健康管理，都可以从书中找到相应的中成药解决方案。而书中对于中成药使用禁忌和副作用的提醒，更是让读者在使用中成药时更加安心、放心。

四、文化传承：让中成药走向世界

《趣说中成药——中医药文化传承心录》的出版，不仅是对中成药知识的一次普及，更是对中医药文化的一次传承和弘扬。文小叔通过这本书，将中医药的智慧和魅力展现给了更广泛的读者群体，让更多的人了解和认识了中医药的独特价值和优势。

在当今世界，中医药正逐渐受到越来越多的关注和认可。而《趣说中成药—中医药文化传承心录》的出版，无疑为中医药的国际化传播提供了一个有力的支撑。它不仅让国内读者更加深入了解了中成药,也为国外读者打开了一扇了解中医药的窗口。

在读完《趣说中成药——中医药文化传承心录》之后,我深感敬佩,文小叔以其深厚的中医药学功底和独特的写作风格,将中成药的智慧以通俗易懂的方式呈现给了读者。这本书不仅让我对中成药有了更深入的了解和认识,也让我对中医药的未来充满了期待。

我相信,该书的出版,将会激发更多人对中医药的兴趣和热爱。而文小叔的这份智慧和努力,也将会为中医药的传承和发展贡献出更多的力量。让我们共同期待,在未来的日子里,中医药能够绽放出更加绚丽的光彩,为人类的健康事业贡献出更多的智慧和力量。

刘光伟

2024 年甲辰秋于品草斋

目 录

六味地黄丸

六味地黄丸，大家都熟知，但是它到底能治什么病？它真的能够补肾壮阳吗？每年狂销那么多盒的背后真相到底是什么？是时候给小伙伴们一个答案了！

文小叔曾经做过一项调查，问身边的亲朋好友，知不知道六味地黄丸，他们无一例外都回答知道。

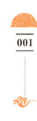

文小叔曾去药房，问药房的销售员："有没有补肾的中成药？"销售员说："有啊，六味地黄丸。"小叔又问："还有其他的吗？"销售员说："其他的不如六味地黄丸效果好，我们卖得最多的就是这个。"

文小叔又在各大搜索网站搜索六味地黄丸，其中百度的搜索量就达到1600万，文小叔又搜索了同类中成药附桂地黄丸、左归丸、右归丸等，其搜索量与六味地黄丸相比相差甚远。

我们再来看看权威部门发布的有关六味地黄丸的销售数据。根据"新康界"发布的数据，2012年，年销量达10亿的药品有28种，六味地黄丸仅次于阿胶与云南白药，但阿胶属于保健品，云南白药也并不属于古方成药。也就是说，六味地黄丸是唯一入榜的古方成药。2016年底，年销量达10亿的药品有48种，六味地黄丸仍作为唯一的古方成药名列榜首。

由此可见，六味地黄丸的名气到底有多大。

六味地黄丸的创始人钱乙泉下有知，不知道是笑还是哭。

六味地黄丸的畅销意味着什么？意味着那么多人都肾虚了吗？以前肾虚多出现在中老年人，现在由于纵欲、熬夜、久坐等不良习惯，年轻人也逐渐肾脏亏虚。

有需求就有市场，有市场就有利益，有利益就有人利欲熏心、铤而走险。

但真相远远不止这么简单，六味地黄丸狂销的背后是不良商家的恶意营销、大肆炒作，毫无节操地夸大六味地黄丸的药效，把六味地黄丸包装成"补肾壮阳第一神药"，忽悠误导全国人民为它买单。

为什么那么多人被误导？因为病急乱投医，因为真正懂中医养生知识的人太少了。

我们打开网站，输入六味地黄丸，首先映入我们眼帘的是什么？是铺天盖地的关于六味地黄丸治疗早泄、阳痿、改善夫妻生活的广告。文小叔看了真是汗颜不止。

现实中的情况又如何？亲朋好友对文小叔说："六味地黄丸就是补肾的。"药房的销售人员告诉文小叔："补肾没有比六味地黄丸效果更好的了，它是中成药，经典方子，没有副作用，可以当保健品吃。"药房人员还透露，现在来买六味地黄丸的年轻人非常多，这是其销量每年都大增的原因。

悲乎！一种药品被商家在各大媒体大肆炒作，这就不正常了。似乎在表达：我的药很好。我希望你们都来买我的药吃，我希望我的药天天大卖、年年大卖，我希望患者越来越多。

这种赤裸裸的宣传为何能够存在？关乎民生的医疗，不应该与商业挂钩。

有人说："未来十年的黄金产业非大健康产业莫属。"这一句让全国的医疗医药从业人员开始狂欢，然而，他们狂欢的背后是数亿中国人默默地哭泣、流泪，他们被病魔折磨得痛不欲生，还要把一辈子辛辛苦苦攒下来的积蓄交给医院、药店。

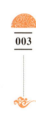

但文小叔希望，未来十年，甚至更多年，电视上、报纸上、网上再也没有药品的广告，药品促销广告牌再也不要出现在药店中。

曾有患者十年坚持不懈服用六味地黄丸，最终导致肾衰竭。所以不得不问一句：中药真的没有副作用吗？

北京卫视的《养生堂》节目曾经做过一期节目，节目中的一位嘉宾说自己肾虚，去药店购买六味地黄丸，当时药店的销售人员也极力推荐，于是他这一吃就是十年。然而，奇迹没有发生，灾难却降临了，他得了肾衰竭，后悔莫及。

虽然是极个别的案例，但这也说明，是药三分毒，药是不能随便乱吃的，尤其不能擅自长期服用。

河南的一位小伙子，由于有长期手淫的习惯，担心自己会肾虚，就去药店买了六味地黄丸。吃了半个月后，肾虚的症状没有改善，却出现了新的症状，即食欲不振、恶心、呕吐。

山西的一位姑娘，觉得自己肾虚腰痛，听信了网友的建议，买了六味地黄丸来吃，结果吃了 1 个月，腰痛不但没好，还更加严重，月经也不来了……

很多人都以为西药副作用大，中药没有副作用，于是擅自买来吃，甚至把药当成了家常便饭。

其实，中药也是有副作用的，只是中药的副作用与西药的副作用性质不同。

西药是化学成分，人体无法识别，会严重干扰人体的自愈能力，摧毁人体的免疫系统。

而中药的副作用是吃对了无毒，吃错了就是毒。这里的毒是指药的偏性，中药就是利用药材的偏性来纠正人体的偏性。如果药不对症，长期服用，就会加重人体的偏性，这就是毒。

无论是西药还是中药，大家一定要有这个意识：能不吃药就不吃药，需要服药时一定要谨慎。不应把药物当食物，而要把食物当药物。

六味地黄丸的由来是怎样的呢？市面上有一种"仲景牌六味地黄丸"，销量长期稳居第一，买这个牌子的人都以为六味地黄丸是医圣张仲景发明的。

是的，六味地黄丸与张仲景有关，但真正的发明者不是张仲景，而是宋代名医钱乙。

古代中医是不分科的，小孩子的病比较棘手，因为小孩子表达能力差。钱乙则专攻儿科疾病。经过多年的实践，钱乙发现小孩子是纯阳之体，通常是阳气很旺盛，而阴津相对不足，治疗小儿疾病不应该再补阳，应该滋阴才对。于是就研制出六味地黄丸的方子：地黄、山药、山茱萸、茯苓、泽泻、丹皮。

由此可见，六味地黄丸最初就是儿科药，给阳常有余、阴常不足的小孩子服用。

为什么说六味地黄丸与张仲景还有关系呢？因为这个方子是在"医圣"张仲景的肾气丸基础上去掉附子、桂枝而成的。

六味地黄丸虽然是儿科药，但成人也可以服用。

六味地黄丸到底治疗什么病呢？

六味地黄丸确实可以治疗肾虚。但大家千万别忘记了，肾虚有阴虚、阳虚之分，六味地黄丸仅仅可治疗肾阴虚！如果是肾阳虚，用了六味地黄丸就是背道而驰、南辕北辙。

什么是肾阴虚？首先看看舌头，肾阴虚的人舌头比较红，舌苔很薄，甚至没有舌苔。再请个大夫给你把脉，肾阴虚的人脉搏细数。如果在舌红、苔薄、脉细数的同时，出现以下症状，就可以放心地服用六味地黄丸了，如腰膝酸软、头晕眼花、耳鸣耳聋、盗汗自汗、怕热、大便干结（像羊屎蛋一样）。

我们必须要承认，六味地黄丸是一个非常精妙的方子。

用地黄来补肾，用泽泻来泄肾的湿浊；用山药来健脾，用茯苓来泄脾胃的湿浊；用山茱萸来补肝，用丹皮来清泄肝火。有补有泄，有升有降，脾、肺、肝、肾都得到了调理，可谓妙哉，因此正确服用它大有妙处。

那什么样的人不适合服用六味地黄丸呢？

即使是千古名方，用错了依然是毒药。中药没有好坏之分，只有对症与不对症之分。人参用错了就是毒药，大黄用对了就是补药。

首先，肾阳虚的人是绝对不能吃六味地黄丸的，越吃阳越虚。有的人想用这味药来壮阳，那就南辕北辙，会适得其反。

其次，脾胃虚寒的人不能轻易服用六味地黄丸。因为六味地黄丸中的主要成分地黄非常滋腻，脾胃正常的人都不容易消化，何况脾虚的人。有的人吃了六味地黄丸拉肚子，这就是地黄的作用，它是大阴之物，脾胃虚寒之人吃了就会腹泻。

说到这，就要举一反三了，六味地黄丸的另一大妙处是什么呢？就是治疗肾阴虚导致的便秘，这种便秘是什么样的呢？就是大便又干又硬，如羊屎蛋一样。

　　脾胃虚寒又肾阴虚的人，想吃六味地黄丸，该怎么办呢？文小叔教你一个法子，去药店买点儿砂仁，用砂仁冲水，再把六味地黄丸放进水里，融化后一起饮用。砂仁有开胃行气、化解滋腻的作用。有个中成药叫香砂养胃丸，其主要成分就是砂仁。

　　湿气太重的人也要谨慎。有的人吃大枣或阿胶时容易上火，为什么呢？因为他们体内的湿气太重了，阻碍了脾胃的运化，导致吃进去的补品没有消化才导致上火。六味地黄丸中的地黄可是大补之物，与阿胶有得一拼，所以湿气重的人先要祛湿，再服用六味地黄丸。

　　文小叔希望此文能够让大家清楚地认识六味地黄丸的药理、药性，不要再被不良商家忽悠、误导：不仅花了冤枉钱，还耽误了病情。

连花清瘟胶囊

连花清瘟胶囊,大家是不是很熟悉啊?卫生健康部门屡屡提到它。

连花清瘟在全球也有一定声誉,它有一项独特的光环——中国第一个进入美国 FDA(食品药品监管局"Food and Drug Administration"的简称)临床研究的用于治疗流行性感冒的中成药。

那么,连花清瘟到底能治疗什么疾病呢?

一句话:连花清瘟可以治疗流感!

按照中医的说法,就是治疗风热感冒!

接下来,我们来看连花清瘟胶囊的成分:连翘、金银花、炙麻黄、炒苦杏仁、石膏、板蓝根、绵马贯众、鱼腥草、广藿香、大黄、红景天、薄荷脑、甘草。

此"连花"非彼"莲花",大家不要以为这里的"连花"是盛开在池塘里的荷花。这里的"连花"是连翘与金银花的合成,这是一对"姐妹花",几乎形影不离,说是"双胞胎"也不为过。中成药中只要有连翘的"倩影",那八成就有金银花的

"芳踪"。

两位"姐妹花"珠联璧合，把清热解毒的功效发挥到了极致。

之所以叫连花清瘟，而不叫菊花清瘟、桃花清瘟，说明这个药的君药就是连翘与金银花。这两味本草相须为用，能够治疗很多炎症，尤其是呼吸道炎症，如扁桃体炎、咽喉炎、肺炎，还对肠炎、膀胱炎有特别的疗效。流感最大的危害就是引发各种炎症。

除了连翘、金银花，可清热解毒的还有石膏、板蓝根、鱼腥草。石膏的退热作用比较强，张仲景的退热方子——麻杏石甘汤中就有石膏，石膏对胃热也有特别的疗效，胃火特别旺盛的人应该多吃一点儿石膏豆腐。

009

这里特别赞扬一下鱼腥草，它可是"天然抗生素"，对扁桃体炎、咳嗽有黄痰很有效。有位朋友感冒引发肺炎，服药的同时，文小叔建议她买鱼腥草煮水喝，几天后肺炎的症状就消失了。

文小叔建议，烟瘾比较大的人一定要每天喝点儿鱼腥草水，这样可以有效缓解抽烟对肺脏的伤害。

家里有孩子的也建议常备鱼腥草，因为小孩子感冒发热很容易引发肺炎、扁桃体炎，鱼腥草这种大自然恩赐的天然抗生素十分对症。

有人问："小叔，其他中成药，如银翘解毒丸、抗病毒口服液中也有金银花、连翘，连花清瘟的独到之处在哪里？"

这就问到点子上了！连花清瘟的独到之处在于它不仅能清热解毒，还有解表的作用。解表靠什么？一个辛温解表炙麻黄、一个辛凉解表薄荷脑。所以，这个药不仅风热感冒时可以用，风寒感冒后期出现里热重于表寒的症状时也可以用。

连花清瘟的独到之处还在于它有非常好的通便作用，这靠什么呢？靠苦杏仁、大黄。

风热感冒的人体内有热邪。热邪伤阴，阴不足就容易导致便秘。便秘时，身体的热更加散不出去。所以用点儿大黄把热邪通过大便排出去，身体的负担就小了。

此外，如果清热清得猛，身体难免有点儿发虚，此时红景天、甘草就可以派上用场了，这两味药在祛邪的同时可以扶正。

综上所述，连花清瘟既能够清热解毒、解表，又能够通里、补虚。

这就是连花清瘟与众不同之处。

不过大家要记得，这个药一定是风热感冒才适用！

保和丸

很多人都以为保和丸只适用于健胃消食，这是对保和丸的误解，它的适应证绝不局限于健胃消食。

如果让文小叔来评价保和丸，文小叔会这样说：保和丸是家家户户需要常备的药，可以成为我们身体的"清道夫"，就像城市的环卫工人。它能消积食，祛湿气，化痰浊，通宿便，排出五脏六腑之毒。

这个时代太需要保和丸了。

因为这是一个营养过剩的时代，我们吃进去了太多的肥甘厚味、太多的添加剂；因为久坐、沉迷于玩手机的人越来越多，我们的脾胃运化功能越来越弱，使得堆积在我们身体里的垃圾越来越多。

我们的身体非常聪明，会千方百计地为排除我们体内的垃圾寻找出口。

出口在哪呢？

出口在皮毛，在毛孔。于是，一天不洗头发，头发就油光可鉴,脸上每天也是油腻腻的,还会长各种痘痘、斑点;我们的手脚会出黏汗,导致穿了一天的袜子臭气熏天;有的人还有让别人难以忍受的狐臭,得各种各样的皮肤病,如荨麻疹、湿疹、牛皮癣等。

出口在嘴巴。你会觉得口腔不清爽,口水多,口气重。

出口在舌头。舌苔厚重。

出口在喉咙。总觉得有异物感,吐不出来也咽不下去。

出口在二便。大小便不通畅,且大便黏腻。

身体的垃圾排不出去会有怎样的后果?后果就是,你可能渐渐变得大腹便便,出现了水桶腰;你可能出现了"三高"的症状,需长期依赖降压药、降糖药;你可能有痛风、关节炎等症状。所以,当今时代太需要保和丸这样的"清道夫"了。

我们来看保和丸的配方组成:山楂(焦)、六神曲(炒)、麦芽(炒)、半夏(制)、茯苓、陈皮、连翘、莱菔子(炒)。

"资深"中医爱好者应该知道,这一个方子包含两个经典方子。

一个是焦三仙,由山楂(焦)、六神曲(炒)、麦芽(炒)组成。

吃肉吃多了,怎么办?用山楂来消。山楂可是"消食高手"。文小叔的一个朋友,每当与他的伙伴们在外聚餐,吃多了肉后,就会买一串糖葫芦吃,这消食效果立竿见影。

五谷杂粮、精米精面等主食吃多了,怎么办呢?别急,麦芽（炒）可以帮你。麦芽（炒）可消五谷之积。而生麦芽还有生发之性，可以疏肝理气、下乳，哺乳期乳汁少的时候，用生麦芽没错！

大家对六神曲可能稍微陌生一些，不过亲自做过甜白酒的人应该知道，做甜白酒时必须要用六神曲来发酵。六神曲是辣蓼、青蒿、杏仁等药加入面粉或麸皮混合后，经发酵制成的曲剂，经过炒制而成的则为六神曲（炒）。

既然被称为神曲，肯定有它的神奇之处。神曲的神奇之处就是能够改变食物的性质，如本来很滋腻、很不好消化的糯米经过神曲一发酵，就变成大补气血、补而不腻的醪糟了，而且还消除了糯米的湿气。神曲擅长化酒食，可以解酒。

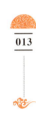

文小叔建议，宝妈们都可以常备焦三仙，因为儿童的脾胃特别弱，特别容易因过多食入肉类、奶制品而积食。宝妈们完全可以把焦三仙放进米糊里给孩子喝，这样味道也很好，酸酸甜甜的。只有宝宝的肠胃里不再有过多积食，宝宝才吃得下饭，进而使身体强壮、长高。宝妈们不要担心焦三仙的副作用，因为经过炒制后的药物寒性消失了，药性也变得非常平和。

另一个经典方子就是二陈汤，由半夏、陈皮、茯苓、甘草组成，这里面多了一味甘草。

二陈汤具有健脾、祛湿、化痰的功效，可以说是痰湿体质的"大救星"。

二陈汤是祛湿化痰的"鼻祖",后世几乎所有祛湿化痰的方子都是在此基础上加减而成的。

二陈汤是保和丸的"灵魂"所在,没有二陈汤,保和丸的运用范围就会大大缩小,正是有了二陈汤,保和丸才具备身体"清道夫"的功能。

前面说过,我们身体里有很多垃圾,这些垃圾最主要的体现就是痰湿重。这里的痰不仅仅是可以吐出来的有形之痰,更是弥漫在我们身体各个部位的无形之痰。很多疾病都是由痰引发的,如总是恶心、嗓子有异物感、打呼噜,甚至有些人的失眠也是由痰火扰心导致的。这些人吃了很多清心安神的药都没有效果,喝几碗二陈汤,竟然睡得踏实了。

如果我们的身体里有积食、痰湿,那么这些垃圾就会在身体里化热,形成热邪。这热邪靠什么来清除呢?靠连翘。这种像极了迎春花的本草,自带一股清凉之气,热邪见了"她"就乖乖走开了。

接下来我们看看莱菔子。

莱菔子是什么呢?它是白萝卜的种子,擅长消食、导滞、化痰。我们知道种子的药性都往下走,而且种子都有一种油性。我们吃的植物油就是各种种子压榨而成的,这种油滑之性能够加快肠道的蠕动,促进排便,进而起到润肠通便的功效。

焦三仙用于健胃消食，二陈汤用于祛湿化痰，连翘用于清热，莱菔子用于润肠通便，大家各司其职，用合力清除我们身体里的垃圾。

服用保和丸不会产生依赖性，这些药物不会久久停留在身体里，会随着身体里的垃圾一同被排出体外。

不过，文小叔仍要提醒大家，保和丸是祛邪的药，不是补益的药，只适用于阶段性地清理身体垃圾，不可久服。

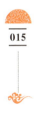

加味保和丸

保和丸是身体的"清道夫"，然而，比保和丸药效更复杂的，就是加味保和丸。

加味保和丸的配伍更精妙。

我们来看看加味保和丸的配方组成：白术（麸炒）、茯苓、陈皮、厚朴（姜炙）、枳实、枳壳（麸炒）、香附（醋炙）、山楂（炒）、六神曲（麸炒）、麦芽（炒）、法半夏。

细心的朋友会发现，相对于保和丸，加味保和丸的组成中少了一味药，那就是连翘。为什么要去掉连翘呢？因为现代人吃进去了太多寒凉的食物，如各种冰镇饮料、寒性水果、海鲜等，而连翘是寒凉的药物，所以加味保和丸的配伍中去掉了连翘，使得药性不寒了，就不会损伤我们身体里的阳气了。

相对于保和丸，加味保和丸的组成中多了5种药，它们分别是白术（麸炒）、厚朴（姜炙）、枳实、枳壳（麸炒）、香附（醋炙）。

之所以叫作加味保和丸，就是多了这5种药。加入这5种药有两大妙处。

第一大妙处：虚弱的人也可以放心地服用加味保和丸，

而且可以适当久服。我们知道保和丸主要用于消食化滞，以通为主。身体强壮的人服用倒也无妨，但气虚的人服用保和丸可能会加重气虚，使身体吃不消。

现代人的体质很复杂，虚实夹杂。很多人身体里有积食，需要疏通，但体质又很虚弱，根据虚则补之，实则泻之，就需要采用既通又补的方法，这样，在祛邪的时候才不会伤到正气。保和丸只能通、泄、祛邪，加味保和丸不仅可以通，还可以补。

加味保和丸的组成中有一味非常重要的药——白术。白术是健脾圣药，可保护脾胃。白术可以把脾气往上升，即脾气升，胃气降，升清降浊。消食导滞的药通常会伤气，白术刚好可以补气。加白术之后，加味保和丸不仅可以消食，还可以健胃健脾，从根本上改善消化不良的症状。

017

比如：有的人吃饭稍微吃多一点儿，就觉得撑得慌，这不仅是积食的表现，更是脾虚的表现。调理过程中不仅需要消食，而且需要健脾。如果只是一味消食，就不能解决根本问题。

我们通常说的消化不良包括两个方面：一个是"消"，一个是"化"，消食的药解决"消"，健脾的药解决"化"。简单讲，"消"是物理过程，"化"是化学过程。

吃进去的食物变成气血就是"化"，这就需要白术。通俗讲的"吃什么拉什么"就属于完谷不化，需要白术来帮助运化。很多人的大便是偏绿色的，这说明他脾的运化功能不好，就需要用白术健脾。

比如：有位朋友跟小叔说，他的大便是绿色的，服用保和丸没有改善，小叔告诉他，这是消化不良造成的，让他服用加味保和丸，结果效果很明显，吃了3天，大便颜色就正常了。

还有一位朋友说自己积食很严重，可是服用保和丸后身体有点儿虚，总觉得乏力，腿脚也没有力气。这就是因为服用保和丸伤了正气。说明她体内不仅有积食，还脾虚。其实大多数女性的积食都是由脾胃虚弱引发的。于是小叔建议她服用加味保和丸，这样气虚的症状就改善很多。

第二大妙处：可以解决气滞的问题。大家一定要明白，积食一般都会导致气滞。你想想，胃肠不通畅，里面的气机肯定也不会正常流动。气滞于胃肠，一方面会降低胃肠动力，导致胃口不好，大便不通畅，另一方面这些浊气迟迟排不出去，就会导致胃胀、腹胀，或反酸打嗝，因为"浊阴归六腑"，所以浊阴一定要下降，通过肠道排出去。

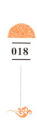

018

保和丸的组成中没有行气的药，加味保和丸加了4味行气的药，即枳实、枳壳、厚朴、香附。

枳实与枳壳是兄弟，枳实是"大哥"，枳壳是"小弟"，"大哥"行气、破气的力量与速度要超过"小弟"，兄弟齐心，一起把消化道里的浊气赶出去。枳实可以利七冲之门，就是把整条消化道的出口打开，让浊气下降，使从咽喉到肛门的浊气统统排出去。枳实可用于治疗胃胀胸闷，有这样一句总结"胸满用枳实，腹满用厚朴"。枳实与厚朴合用消除胃肠道的胀气。

很多有积食的人都有胃胀、腹胀的表现,有了枳实、厚朴,除胀的效果大大增强。如果保和丸无法消除你的胃胀与腹胀,建议试试加味保和丸。一般除胀的药都有破气之弊,可能会伤气,但服用加味保和丸就无后顾之忧,因为它的组成中有能保护脾胃、提升正气的白术。胃肠动力增强了,排便会变得更加通畅。有积食的人通常都便秘。想要把这些积食、宿便、痰浊排出去,就需要股推动力,这股推动力就是气。如果气滞,大肠的蠕动就会变慢,而厚朴与枳实可以帮助胃肠,让胃肠里的垃圾轻松排出去。

另外,加味保和丸的组成中还有一味香附,它可以疏肝理气。肝主疏泄,身体里面的各种管道要通畅、要宽敞,就需要加强肝的疏泄功能。大小便也是一种疏泄,所以加入香附有助于解决积食气滞问题。如果在生气时吃饭,俗语讲的"吃了压气饭",则会导致消化不良,这个时候用香附效果很好。

加味保和丸的化痰功效比保和丸强大。虽然保和丸里面有化痰的二陈汤,但加味保和丸里不仅有化痰的二陈汤,而且有行气的药,使气行痰消。积食一般会导致痰多,所以在你有积食又痰多的时候,考虑服用加味保和丸吧。

总之,保和丸适合身体强壮又过食肥甘厚味的人,这些人不需要补,直接消就可以。加味保和丸适合身体虚又有积食的人,这些人不仅要通,而且要补。简单来说,保和丸适合无肉不欢的人,加味保和丸适合吃太多水果、喝太多牛奶、吃太多甜品的人。

龙胆泻肝丸

大理本地白族居民有个传统日子：街子日——赶集的日子。老百姓从四面八方赶来，在三月街交易物品。街子日当天，大家会售卖各种各样的东西，因为云南盛产药材，所以买卖药材的人很多。

大约两年前的一个街子日，文小叔去三月街买三七粉，买完三七粉趁老板找钱的时候，文小叔随手拿起一点儿黄连尝了尝。还真不夸张，文小叔只尝了一点儿，黄连那种极苦的味道就迅速蔓延了整个口腔。

文小叔漫不经心一问："这个黄连大概是世上最苦的草药了吧？"

老板摇了摇头，指了指旁边的龙胆草说："它比黄连苦多了，它才是世上最苦的药。"

文小叔怀着无比好奇的心也尝了一点儿龙胆草，果不其然，那种浓烈的苦味比黄连峻猛多了，文小叔一辈子也无法忘记龙胆草的那种苦味。

龙胆草有什么作用呢？

大家光看这个名字能够猜出龙胆草的功效吗？提示一下,中药的名字都不是随便取的,都蕴含着深刻的意义。很多中药,也许我们从未见过,但从它的名字就可以对这个药的药效略知一二。

我们先来看第一个字:龙。看到龙,你会想到什么？龙腾虎跃、生龙活虎、蛟龙出海……这些成语给我们一种什么感觉呢？就是一个字:猛！这说明什么呢？说明龙胆草是一味猛药。

那么,龙胆草猛在哪里呢？

我们再来看第二个字:胆。显而易见,龙胆草可以治疗胆经和肝经上的病。继续联想,说到胆会想到什么味道？苦,胆汁是极苦的。所以,龙胆草是一味苦寒的猛药。苦,是火之味,是肝胆上火的味道,所以龙胆草就是一味清肝利胆、清热利湿的苦寒猛药。

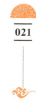

龙胆草开出的花也很妖艳,像蓝色妖姬一样。

大苦大寒之药不能久服,但物无美恶,遇到一些肝胆急症的时候,龙胆草却能起到立竿见影的效果。

接下来,文小叔给大家介绍的就是以龙胆草为君药的一种中成药——龙胆泻肝丸。

龙胆泻肝丸可以治疗肝胆系统的实证、热证,"实则泻之,虚则补之",其中的"泻"字则体现它可以治疗实证。

需要注意的是,龙胆泻肝丸可以治疗的是肝经和胆经上的病,并不是治疗肝病和胆病。肝和胆这两个器官包含在肝胆系统内。大家可以看看标注肝经和胆经的图,这两条经络经过的位置很多,如头顶、耳朵、眼睛、胸胁、生殖器、两条腿的外侧和内侧、膝盖等。

龙胆泻肝丸的配方组成:龙胆草、柴胡、黄芩、栀子、泽泻、木通、车前子、当归、地黄、炙甘草。

这个方子配伍很精妙。

大家有没有看出来,这个方子就包含了文小叔说的"养肝三法"。

养肝一法:欲补先通,把肝胆系统的垃圾先清理掉,不然越补,垃圾越多,这叫清肝。养肝二法:肝需要什么,我们就给它什么。肝需要血,我们就给它补肝血,这叫补肝。养肝三法:肝喜欢什么,我们就让它做什么,不压抑它,顺着它的性子,这样,肝就会很开心,就会为我们卖力干活儿,这叫疏肝。

第一组药:龙胆草、黄芩、栀子、泽泻、木通、车前子,这组药用于清肝。

为什么说龙胆泻肝丸是猛药?看看这六味药就知道了,清一色的苦寒下利之药。仅一个龙胆草就已经够猛了,再加上这些"帮手",强强联手,使湿热这个病邪落荒而逃。

龙胆草清肝胆湿热,黄芩去胆胃之火,栀子去心火、通利三焦水道,泽泻、车前子去肾与膀胱的湿热,木通通利三焦水道。通、利、泻,不可谓"不猛"。

第二组药:当归、地黄、炙甘草,这组药用于补肝。

好的方子虽然治疗的方向不同,但必须同时兼顾扶正与祛邪两方面。就像打仗一样,必须有攻有守。前面说过,这个方子祛邪的力度太大了,就算身体比较强壮的人也难免有些吃不消,所以要稍稍扶正一下。

扶正就要补气血,补血用当归再合适不过了。当归是血科圣药,入肝经。用多了祛湿利水的药会伤阴。滋阴就要用地黄,这是大地的骨髓,滋阴圣药。然后再用炙甘草来调和诸药,缓和一下。

最后一组药:就一味柴胡,疏肝解郁。

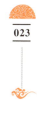

让肝恢复它的本性,这是柴胡最大的功效。肝的功能恢复后,清热、祛湿、补肝血都可以顺利进行。也就是说,疏肝能够让第一步清肝和第二步补肝得到更有效的发挥。

真正的治病是想办法让身体产生自愈能力,让肝发挥作用。

龙胆泻肝丸与加味逍遥丸虽然有很多相似之处,但之间的区别还是很明显的。

加味逍遥丸是以疏肝、补肝为主,清肝为辅;龙胆泻肝丸是以清肝为主,疏肝、补肝为辅。加味逍遥丸以扶正为主,龙胆泻肝丸以祛邪为主。

那么龙胆泻肝丸到底治什么病呢?它可以治肝胆湿热

导致的病。

肝胆湿热会有哪些症状？如舌苔黄腻，头痛如裹，面红耳赤，眼睛红肿，耳鸣，口苦，乳房胀痛，两胁胀痛不能按，男子阴囊上长湿疹，女子阴痒，尿黄甚至尿赤、尿涩痛等。

具体来说，急性中耳炎、急性结膜炎、急性胆囊炎、胆结石、带状疱疹等都可以适当用之。

不过，文小叔在这里特别提醒一下，龙胆泻肝丸是猛药，是大苦大寒之药，不能久服。龙胆泻肝丸所带的那一点儿补性可以忽略不计，久服会伤正气、伤脾胃，还会导致食欲不振，甚至性欲低下、阳痿。这个药只能用于治病救急，不要当作保健品服用，一定要在专业医生指导下服用。

切记，文小叔介绍这些方子绝不是号召大家去服用，而是让你们了解它，在需要的时候辨证使用。

小儿消积止咳口服液

小儿支原体感染、小儿肺炎是儿童的常见病,但是家长朋友们在遇到孩子得病的时候,还是显得手忙脚乱,这里小叔根据感染的特点,儿童易感染,加上小孩子容易积食、发热、咳嗽,咳嗽有黄脓痰,不容易咳出来,但嗓子明显有痰音,介绍一个中成药——小儿消积止咳口服液。

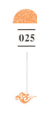

小儿消积止咳口服液的配方组成:山楂(炒)、槟榔、枳实、枇杷叶(蜜炙)、瓜蒌、莱菔子(炒)、葶苈子(炒)、桔梗、连翘、蝉蜕。

小孩子为什么容易感染支原体,容易发热,或反复发热呢?

积食是孩子生病之源,如果能够把积食化掉,那80%的小儿疾病会自愈。有积食的孩子容易感冒、发热,很多宝妈以为是因为孩子的体质不好、免疫力低下。其实不是,是因为孩子身体里的垃圾太多了。这个阶段,孩子不需要补,需要清理。

这个方子中化积食的有两味药,也是这个方子最主要的两味药——山楂与枳实。

山楂是消食"高手"。有宝妈问："为什么不用炒麦芽呢？炒麦芽也消食啊。"因为现在的孩子吃肉吃得太多，吃五谷较少，山楂是消肉食的，麦芽主要消五谷之积食。所以这里用山楂更符合这个时代的需求。

枳实是用于消积的，这味药虽然不是泻药，但有一股下行的力量，能够让肠道蠕动力增强，让大便更顺畅地排出体外。每一个有积食的孩子大便都有问题，要么几天不拉，要么大便很干燥，或很黏马桶。所以，有了枳实这味药，宝宝排便就更痛快了。

如果长时间不清理积食，积食就会化成痰湿，导致孩子咳嗽厉害、痰多。这个方子便可以解决孩子痰多的问题。槟榔、枇杷叶、瓜蒌、莱菔子、桔梗这五味药可谓强强联合。

这里的槟榔可以行气、祛湿、化痰；枇杷叶、瓜蒌都是化痰的；莱菔子，也就是白萝卜的种子，顺气化痰的同时还可以润肠通便；桔梗更是化痰的高手，可宣肺化痰，其药性可以直达咽喉处，让堵在孩子咽喉处的痰消失，让喉咙清清爽爽。

痰多就会化热，所以孩子体内的痰通常是黄色的、黏稠的，这时候就需要清热。这个方子中的连翘便起到了清热的作用。

连翘可以清热解毒，与金银花是"姐妹花"。"两姐妹"合作，把身体里面的热邪驱除出去，是治疗风热感冒和肺热咳嗽的最佳组合。

但这个方子治疗的主要方向不是清热，所以连翘的用量不大,不用担心会伤宝宝的阳气。因为这个热的来源是积食,即先有积食,后有痰,再有热,所以调理的思路是先消积食,后化痰,再清热。其实,即便不用连翘,只要积食与痰没了,这个热自然就没有依附了,正所谓"皮之不存,毛将焉附?"

如果不及时消除孩子体内的痰和热,就会引发另一让家长头疼的问题:没完没了的咳嗽。

咳嗽其实就是积食化热导致的。热本来要通过大肠以大便的形式排出去,可是很多孩子便秘,排便不爽,所以这个热只能从上面走。中医认为,肺与大肠相表里,大肠里的热就会通过肺来宣发,进而引发咳嗽。这时,你观察孩子的舌苔,会发现他们的舌苔有些黄、有些厚。有的孩子可能会咳出黄痰,有的则咳不出来痰,但可以听见痰音,只要听见痰音的,就说明孩子体内的痰积累很久了,化热是必然的。

那么这个方子是如何治疗咳嗽的呢？用釜底抽薪的方法,彻底解决孩子咳嗽的问题,那就是把身体里的积食化掉,把痰湿祛除。用收敛肺气的药,让咳嗽收敛一下。如葶苈子,这味药对治疗百日咳有效。

这个方子还用到了蝉蜕,那么蝉蜕有什么作用呢？蝉蜕是知了蜕的皮,非常轻灵。中医认为,凡是轻薄之品,其药性都可以走上焦——心、肺。所以,蝉蜕能够把心、肺里的由积食化的热宣发出去。另外,皮类的药走肺经,肺主皮毛,所以蝉蜕对积食导致的各种皮肤病也有效果,如小儿湿疹、荨麻疹等。

另外，大家都听过知了的叫声，那嗓音真是不折不扣的"高音歌唱家"啊，所以，蝉蜕对咽喉也有好处，对宝宝的扁桃体肿大有很好的疗效。

总之，加一点儿蝉蜕在这个方子里，可以起到锦上添花的作用。

这就是小儿消积止咳口服液，可以解决宝宝最常见的三大健康问题：痰多、发热、咳嗽。

这个药什么时候用呢？发热，咳嗽有黄痰，舌苔很厚，又伴随着便秘的时候就可以用了。小儿消积止咳口服液是通过改变身体的环境来调理支原体肺炎的。身体环境变好了，致病菌的生存环境就被破坏了，进而无法生存。

这里小叔有个建议，如果孩子咳嗽剧烈，可以配合中成药小儿麻甘颗粒。另外，可以备选的中成药有橘红丸、小儿肺热咳喘颗粒。

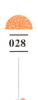

小儿柴桂退热颗粒

每当孩子感冒、发热、咳嗽时，家长朋友们既心疼又头痛。应家长朋友的要求，下面咱们说说与发热有关的一种中成药——小儿柴桂退热颗粒。

小儿柴桂退热颗粒是退热药吗？

相信不少朋友看到这个药名，都会被"退热"两个字所迷惑，觉得小儿柴桂退热颗粒就是一种退热药。

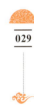

其实这是个误区。

退热药一般是指西药中具有解热镇痛作用的药物，如布洛芬。既然小儿柴桂退热颗粒不属于退热药，那能退热吗？

准确地说，小儿柴桂退热颗粒在对症的情况下，能起到很好的退热作用。

西药的退热药关注的点是"体温"，即温度高了，用药就行。但中药的使用可不仅仅要看有没有发热，还要综合患者的各种因素，对症使用。

小儿柴桂退热颗粒能抗病毒吗？

每当流感季节，病毒肆虐，不少小朋友都会不幸"中招"。

家长带着孩子去医院检查,被诊断为病毒感染。与细菌感染相比,西药治疗病毒感染相对棘手一些。

于是,不少家长就寻求中医的帮助。有时候,孩子服用完小儿柴桂退热颗粒,症状就好转很多,于是很多朋友,甚至专家都称小儿柴桂退热颗粒具有抗病毒的作用。

但这里需要说明一下,小儿柴桂退热颗粒不是抗病毒的药物。

为什么要说明这一点呢?因为中西医的理论本就是不同的,尽管在某些方面两者有重合的地方,但绝对不能等同来看。

所以不能在确定病毒感染后,就直接不假思索地服用小儿柴桂退热颗粒,而是需要辨证。那么怎么用小儿柴桂退热颗粒才算对症呢?

要明白怎么用它,那得先知道它有什么功能。

小儿柴桂退热颗粒是在《伤寒论》中经典的"柴胡桂枝汤"基础上改良而成的。将柴胡桂枝汤中的一些补益药物减去,加上了葛根、蝉蜕、浮萍。

小儿柴桂退热颗粒的组成配方:柴胡、桂枝、葛根、浮萍、黄芩、白芍、蝉蜕。

柴胡和黄芩是小柴胡汤的主要成分,不得不说,很多大夫用小柴胡汤治疗发热性疾病,非常得心应手。

桂枝和白芍则是桂枝汤的主要成分。

接下来，咱们来辨证，小儿柴桂退热颗粒适合哪种感冒，是风寒型的还是风热型的？

中华中医药学会批准的《中医药单用/联合抗生素治疗常见感染性疾病临床实践指南》将小儿柴桂退热颗粒列为小儿急性上呼吸道感染风寒症的推荐中成药。

风寒证可能是由着凉引起的，症状以发热为主，伴怕冷，流清鼻涕，身上疼痛难受。

有些大夫也用它治疗发热伴出疹，源于葛根、蝉蜕、浮萍具有退热透疹的功效。孩子病情复杂，很多大夫也会考虑联合用药，相信有些孩子也用过小儿柴桂退热颗粒和利巴韦林这种组合吧，这都是比较常见的处方。

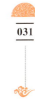

市面上的中成药实在太多了，名称又很相近，迷惑性很强。于是，就有家长提出了小儿柴桂退热颗粒和小柴胡颗粒怎么区别使用的问题。

前文中提到，柴胡和黄芩搭配，退热效果不错，是因为发热多伴有气机的郁滞，把郁滞通开是治疗发热的好办法。

简单地说，如果是感冒初期，发热伴有身体疼痛明显，优先考虑小儿柴桂退热颗粒，因为它里面含有桂枝、葛根这类解肌退热的药物；如果发热伴有食欲不振、恶心干呕，那应优先考虑小柴胡颗粒，因为其中有半夏、人参、生姜等药物，能补中止呕。

当然，如果孩子发热，好几天不排便，舌苔厚腻，家长应该已经知道,通便也是退热的一种好办法,即通便也是在通郁滞。

我们如何"御敌"?

流行性病毒的传染性很强,所以一到流行季节,尤其是学校里,经常会出现班级里一个小朋友生病,接下来很多小朋友都被传染的情况。那病毒是怎么传播的呢?我们又该注意些什么呢?

1.必要防护:与生病的小朋友一起玩耍、说话时,佩戴口罩是必要的。

2.勤洗手:病毒的传播与生存环境有关。在外界环境中,病毒大约只能存活几小时。一旦它们"窜"到孩子们的手上,那简直就是躺在"温床"上了,据说有时候可以存活70小时。孩子们在校园里,身体各个部位,尤其是手部,不可避免地会接触一些病原体,所以一定要养成勤洗手的好习惯。

正气存内,邪不可干。每逢流感季节,有些孩子的家长就会无可奈何地说"为什么我的孩子总生病?"

一定要在平时让孩子加强运动,将身体的"卫兵"练出来。到了流感季节,注意防范,自然不会那么容易中招了。

理中丸

对于理中丸（汤），很多人并不陌生。与《金匮要略》中的人参汤组成差不多，只是甘草未注明"炙"。

《伤寒论》中的理中丸

理中丸出自《伤寒论》，顾名思义，"理中丸，理中焦也。"此方的组成为甘草（炙）、人参、白术、干姜。

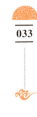

033

之所以理中焦是因为实寒邪入中焦，就像是一个冰冷物件横在胃中，这样就会使胃中的阳气受损，同时使吃进去的东西不易被消化，胃动力减弱，进而引发呕吐、腹泻。

治疗首先要考虑补阳气，所以使用温助中焦阳气的干姜。

另外，气与津液伴行，吐、泻伤津液的同时也会伤气，使用人参、甘草补益津液与中焦之气。

将损失的阳气补回来之后，还要考虑如何消除那个"冰冷物件"，所以要用生白术，将这个寒冷的家伙运出体内。

《金匮要略》中的人参汤

《金匮要略》中，人参汤治疗的是上焦、中焦并病，中焦阳气不足就像有一冰块儿积在胃中,使胃的交通堵塞,故阳气不能通行,阳气不能下降则会上冲,上冲的阳气郁积在胸部经络中,会使人胸部有冲撞或疼痛之感。

那么,此时我们应该想办法将郁积在胃中的冰块温化,这样阳气才得以通行,就不会再上冲了。人参汤就起到温通郁积的作用。

中成药"理中丸"

现代人将理中丸(汤)做成了中成药,依据其说明书:

主要成分:人参、干姜、炙甘草、白术。

功效:温中祛寒,补气健脾。

主治:脾胃虚寒,呕吐泄泻,胸满腹痛,食欲不振,消化不良,阳虚失血,小儿慢惊等。用于治疗虚寒性胃脘痛、虚寒性泄泻(急慢性胃肠炎)、吐血、便血、肌衄(过敏性紫癜)、鼻衄、血崩、贫血,小儿慢惊风、黄疸、慢性肝炎、胆道蛔虫病、术后胆汁过多、肾下垂、慢性肾炎、慢性盆腔炎等。

如何使用理中丸

我们看到以上说明书的内容,可能觉得这些功效已经超出了《伤寒论》中提及的主治。但理中丸能治疗的疾病,无论外感疾病,还是内生疾病,其病机都应该为中焦阳气不足。

1.外来寒邪导致的阳气不足:其表现为腹满、呕吐、泄泻,治疗以祛除寒邪为主。辨证:舌苔是水滑苔,不是黄苔,脉应该为弦脉。

2. 内伤导致的中焦虚寒：中焦阳气不足、阳气郁滞于局部，导致畏寒、四肢冷、食欲不振、大便难解等；但由于阳气郁滞在中焦，也可能出现喜食冷饮的情况，导致大便稀溏。

至于说明书中所说的吐血、便血等出血性疾病，由于其病因、病机较为复杂，出现症状之后还是建议患者去医院就诊，而不要擅自服用理中丸等中成药治疗。

附子理中丸

俗话说"红颜易老",女性容易衰老。

使女性显老的表现是什么？并非白发、皱纹、黑眼圈，而是眼袋。眼袋人人都有，但那种水肿的、大大的、特别醒目的眼袋才让女性发愁：每天早上起来照镜子的时候，那饱满的眼袋仿佛在提醒，你已美人迟暮、人老珠黄了。

让女性朋友棘手的是，任何化妆品都无法解决眼袋问题。有些爱美的女性，因为实在无法面对自己的眼袋，而选择手术去除或打某种针剂。但手术后需要长期护理，且护理成本较高。其实，想让显老的眼袋消失，内调才是王道，治本又不伤身。

那么，中医如何解读眼袋问题呢？

第一个解读是脾出了问题，即脾阳虚加脾气虚。

脾主肌肉，肌肉松弛无力都是脾虚引起的。脾又主运化，运化水谷精微，运化水湿，如果脾的运化失常，水湿就会停留，所以会形成眼袋。这样的眼袋有一种往下垂、耷拉着的感觉，就是无力升举。

经常运动的人很少有眼袋,因为他们的脾功能良好。脾需要健运,这个"健"就是运行有力的意思,所以运动可以健脾。

第二个解读是肾出了问题,即肾阳虚,肾的气化功能减弱。

肾是水脏,主水,身体的水液必须靠肾的气化才能变成被身体利用的津液。肾的气化靠肾中的那一点儿真阳,也就是命门之火。

如果肾脏的气化功能减弱,就会使身体内的水分转化不力,产生废水,进而弥漫在身体的各个部位,以腰和下肢部位为主,这时,用力一按,就会出现压坑,且需要更长时间回到原状。这些水湿停留在眼袋这个地方,就会造成大大的眼袋,也是水肿的一个表现。

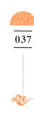

037

肾阳虚导致的眼袋还有一个特点,就是眼袋大的同时会发黑。黑为肾之色,肾水上泛就会导致眼袋发黑。

据小叔观察,单纯的脾阳虚与单纯的肾阳虚导致的眼袋不多,大多数人眼袋的形成既有脾阳虚的原因,也有肾阳虚的原因。年轻人的眼袋多是由脾阳虚导致的,中老年人的眼袋多是由肾阳虚导致的。有一个名方,刚好可以同时解决脾、肾阳虚的问题,那就是"医圣"张仲景发明的附子理中汤,中成药叫附子理中丸,方药组成为附子、人参、白术、干姜、甘草。

理中丸,调理中焦、温暖脾胃的一个良方。这个"中"说的就是中焦脾胃。原来的方子是没有附子的,就是理中丸,后来张仲景一想,有的人肾阳虚怎么办呢?加点儿附子吧,于是就成了调理脾肾阳虚的附子理中丸。

这个方子包含了好多张仲景的经典方子:附子与人参就是参附汤,可回阳救逆,起死回生;附子与白术就是术附汤,可温脾健脾;附子与甘草就是附子甘草汤,是治疗各种风湿病的基础方子;附子、干姜、甘草就是大名鼎鼎的四逆汤,专门治疗严重的四肢厥冷,扶阳派、火神派最常用的方子;人参、白术、干姜、甘草就是著名的理中汤;如果加上茯苓,去掉干姜,就是著名的四君子汤。

文小叔情不自禁地赞叹,这个简单的方子浓缩了这么多经典名方的精华,可谓无与伦比。

接下来,我们解读一下这个方子。

之所以叫附子理中汤,显然,附子就是这个方子的君药。

说到附子,大家第一印象是什么?有毒。不过不用怕,正是附子有毒,才可以治疗大病、重病,它的毒是上天赐予的与众不同的大热之毒,即大热治大寒。何况,现在用的附子都是炮制过的,很安全,去掉了毒性,留下了药性。

附子大热,补一身阳气,尤其是补肾阳,可谓"补阳第一药""祛寒第一药"。附子祛寒有一个独特的优势,就是它很灵活,特别善于走窜,不像某些温阳的药,只能祛身体某一个部分的寒。例如,独活善于祛下肢的寒,羌活善于祛头面部的寒,唯独附子可祛一身的寒。

有些寒湿特别狡猾,潜藏在我们身体的死角,如骨头缝隙之间,很难找到它,这时候附子就能够大显身手,把这些寒湿驱赶出去。正因如此,张仲景常使用附子治疗风湿病。

文小叔的一个朋友喜欢用附子炖排骨汤喝,附子熬上一晚,治疗风湿病效果很好。

附子与大黄都是猛药,都走而不守,不同的是大黄是猛药中的寒药,附子是猛药中的温药。

总之,附子能够打通全身的经络,然后,哪里需要阳气就把阳气输送到哪里,使人瞬间回血,让全身暖和起来,振奋起来。

039

肾阳用附子来补足,那么脾阳呢?脾阳就用理中汤来补,也就是人参、白术、干姜、甘草这四味药。

需要说明的是,这里的人参不是现在非常昂贵的东北人参,而是党参。党参,是山西上党一代的野山参,也可补气健脾。

白术,健脾祛湿,加强脾的运化功能,把身上的水湿直接气化成津液。白术祛湿与茯苓祛湿不同,茯苓有利水作用,直接把湿气通过小便利出去,白术有气化作用,就是让水湿直接被利用。

干姜,也是一味温药,可温暖脾胃。如果是脾阳虚,干姜就可以补足脾胃的阳气，祛除寒湿。需要注意的是，这里提到的干姜必须是从药店买的干姜，不是生姜晒干后的干姜。干姜是用母姜做的，"姜还是老的辣"，所以干姜温中祛寒的作用更强，而生姜的发散性更强，感冒的时候就需要用生姜，不用干姜。平时暖胃祛寒用干姜更好。

甘草，一方面固中，守护脾胃；另一方面牵制附子的偏性，因为附子太猛了，甘草可以让附子温柔一些，不然身体受不了。而且，附子的毒性也需要甘草来解，真可谓"物降一物"。

附子理中丸就是这样，加强脾胃的运化功能，加强肾的气化功能，让脾肾精神抖擞。这样，祛湿的祛湿，散寒的散寒，身体里的水湿都被运化了，眼袋自然就消失了。

那这个药怎么用呢？用这个药的人必须是脾肾阳虚，如果实在搞不清楚，请于饭后2小时在光线充足的室内对着镜子查看舌头，如果你的舌头是这样的：胖大舌、有齿痕、舌苔满布、白厚腻，上面有一层水湿，那就可以用。如果你的舌苔很薄，甚至没有舌苔，或发黄，那是有热，不适合用附子理中丸。

附子理中丸见效很快，因为是猛药，差不多服用1周就可以了，如果1周后症状没有任何改善，就不要服用了。

文小叔曾经让一个胃寒、呕吐清水的人服用，一丸下去症状就消失了；让一个水肿的人服用，第二天腿肿消失，眼皮水肿大有改善；让一个受寒腹泻的人服用，一天就缓解了。

一位尿频的朋友,服用附子理中丸后,彻底摆脱了起夜的痛苦;一个小伙子,完谷不化,吃什么拉什么,吃生冷瓜果尤甚,服用附子理中丸1周,大便成形;一位女性朋友,因为每天晚上睡前习惯喝一大杯水,导致眼袋,小叔建议她用附子理中丸,3天后眼袋就消失了。

对了,文小叔这里说的眼袋必须是病理性的眼袋,如果因为上年纪了,出现眼袋,那是正常的生理现象。

不要问小叔这个方子具体剂量了,药店有售,按照说明书服用即可。

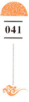

丁蔻理中丸

一位朋友因为舌苔特别白厚求助小叔,问如何化解。另外,她更苦恼的是口气特别严重,开始以为是胃火,喝了很多凉茶,但越喝越严重,即恶心呕吐、胃痛、拉肚子、大便清稀如水、没有食欲……

估计很多人都会有这样的误区,认为口臭就是胃热引发的,殊不知很多女性的口臭是胃寒导致的。小叔的一位同学就是这样,特别喜欢吃冰淇淋,进而出现口臭。胃寒,即胃里面的寒湿越聚越多,浊气、腐败之气无法运化,浊气不能下降,只能从嘴巴出来了。

这位朋友的舌苔特别白厚,白还说明不了什么,白厚就说明寒湿比较严重,胃肠运化很不好,动力不足,这个时候必须要给她的胃肠注入一股阳气。然后又结合她的其他症状,可以断定她就是胃里面有寒湿。

如果你也有口臭,恶心、呕吐,胃口不好,吃一点儿食物就胃胀或动不动就拉肚子,舌苔特别白厚,可以参考接下来小叔介绍的一款中成药——丁蔻理中丸。

理中丸大家都知道了，是张仲景的方子，专门针对脾胃虚寒的。

理中丸已经很好了，丁蔻理中丸妙在何处呢？丁蔻理中丸就是在理中丸的基础上加了两味药：一个是丁香，一个是白豆蔻。这两味药加得很妙，可以说是锦上添花，如虎添翼。

理中丸重点解决的是脾胃虚加寒。脾胃虚了，运化不好，湿气就会越来越多，湿气会阻碍气机的运行，湿气与气机两个层面单靠理中丸无法完全解决。那么湿气如何消除呢？白豆蔻和丁香就可以消除。白豆蔻，就是我们炖肉时经常放的一种香料，其芳香可化湿。湿气没了，脾胃的气机就会恢复正常，该升的升，该降的降。丁香就也可以化湿，通过行气来化湿，气行则水行，丁香重点在调理气机，可以让胃气下降。丁香还可以解决寒的问题，比如寒凝，丁香就可以化解。总之，丁香用在这里可以解决三个问题，即胃寒、湿气、气滞。

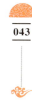

043

丁香还是古代的"口香糖"，古人见重要人物前要口含丁香，以使口气清新。

如果你的舌苔特别白厚，有口臭，食欲不好，吃一点儿寒凉的食物就胃胀、胃痛、拉肚子，你就可以试试丁蔻理中丸。

切记，孕妇不要吃，没有胃寒的不要吃。

血府逐瘀丸（颗粒、口服液、胶囊、片）

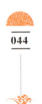

下面要介绍的这款中成药有点儿特别，俗称"救火英雄"，有时候会有神奇的功效，它叫血府逐瘀丸（颗粒、口服液、胶囊、片）。

听这名字就知道，它可祛除瘀血。

它的配方成分：当归、赤芍、桃仁、红花、川芎、地黄、牛膝、枳壳、桔梗、柴胡、甘草。

果然，活血药是主角，还有柴胡、枳壳这类行气药。所以，它具有活血祛瘀、行气止痛的功效。

那它能治疗什么病证呢？

它主治瘀血内阻之头痛或胸痛，内热瞀闷，失眠多梦，心悸怔忡，急躁善怒。主要用于治疗头痛、眩晕、脑损伤后遗症、冠心病、心绞痛等。

你们有没有发现，这药能治的病真是各种各样的，让人有点儿记不住！总结起来就是心、胸、脑的疾病，还有些情绪上的问题。

接下来，看看清代医家王清任都拿它来治什么病。

1.头痛。

患头痛者，无表证，无里证，无气虚、痰饮等症，忽犯忽好，百方不效，用此方一副而愈。

没原因的头痛，时好时坏，怎么都不好，也许用它就好了。

2.胸疼。

有忽然胸疼，前方皆不应，用此方一剂，疼立止。

胸疼，怎么都治不好，用它，不疼了。

3.胸不任物。

江西巡抚阿霖公，年七十四，夜卧露胸可睡，盖一层布压则不能睡，已经七年。召余诊之，此方五付痊愈。

江西巡抚阿霖公，睡觉时胸口什么都不能盖，盖一层布就不能睡，服用此方五付，痊愈了。

4.胸任重物。

一女二十二岁，夜卧令仆妇坐于胸，方睡，已经二年，余亦用此方，三付而愈。设一齐问病源，何以答之？

一女孩，晚上必须有人坐在她胸口上才能睡着，不知道什么原因，用此方治好了。

5.天亮出汗。

醒后出汗，名曰自汗；因出汗醒，名曰盗汗，盗散人之气血，此是千古不易之定论。竟有用补气、固表、滋阴、降火，服之不效，而反加重者，不知血瘀亦令人自汗、盗汗，用血府逐瘀汤，一两付而汗止。

天亮出汗，用别的方法都没好，用此方治好了。

6. 食自胸右下。

食自胃管而下，宜从正中，食入咽，有从胸右边咽下者，胃管在肺管之后，仍由肺叶之下转入肺前，由肺下至肺前，出膈膜入腹。肺管正中，血府有瘀血，将胃管挤靠于右，轻则易治，无碍饮食也；重则难治，挤靠胃管弯而细，有碍饮食也。此方可效，痊愈难。

感觉吃的东西从胸的右边下去，用它能改善。

7. 灯笼病。

身外凉，心里热，故名灯笼病，内有血瘀。认为虚热，愈补愈瘀；认为实火，愈凉愈凝。三两付血活热退。

身体外面凉，觉得心里热，像个灯笼一样，所以叫作灯笼病。用此方，热退了。

8. 瞀闷。

即小事不能开展，即是血瘀，三付可好。

心胸狭窄，遇点儿事就想不开，老是觉得难受，用它调理好了。

9. 急躁。

平素和平，有病急躁，是血瘀。一二付必好。

平时没事，有病的时候变得很急躁，用此方也能治好。

10. 夜不安。

夜不安者，将卧则起，坐未稳，又欲睡，一夜无宁刻，重者满床乱滚，此血府血瘀。此方服十余付，可根除。

夜里烦躁，想睡睡不着，然后就坐起来，还没坐稳，就又困了，一晚上没有安宁的时候，可服用此方十余付，能治好。

11. 呃逆。

无论伤寒、瘟疫、杂症，一见呃逆，速用此方，无论轻重，一付即效。此余之心法也。

12. 饮水即呛。

饮水即呛乃会厌有血滞，用此方极效。

喝水容易被呛到，可用此方。

13. 不眠。

夜不能睡，用安神养血药治之不效者，此方若神。

此方也可治疗失眠。

14. 小儿夜啼。

何得白日不啼？夜啼者，血瘀也。此方一两付痊愈。

小孩子晚上哭闹，白天不哭，可用此方。

15. 心跳心忙。

心跳心忙，用归脾安神等方不效，用此方百发百中。

心慌，用安神的方子不见效，用此方能起效。

16. 俗言肝气病。

无故爱生气，是血府血瘀。不可以气治，此方应手效。

无缘无故生气的,可以用此方。

17. 干呕。

无他症,惟干呕、血瘀之症。用此方化血,而呕立止。

没有其他症状,就是恶心,可用此方。

18. 晚发一阵热。

每晚内热,兼皮肤热一时。此方一付可愈,重者两付。

晚上热,特别是皮肤出现一阵热,用此方很快就好了。

每次看到这些病例,都很感叹,怎么这个药如此神奇!冷静下来一想,世上哪有"神药"啊,这是古人给我们的启示。

王清任在描述病情的时候都是"百方不效,此方应手即效",即首先得积极治疗,各种方法都没有效果时,可以考虑从瘀血的角度入手。

看看有没有什么血瘀证的表现,如舌头暗、有瘀斑,脸色暗黑,皮肤状态不好、干燥,伴有纵横一道道印儿,晚上病情加重,等等。如果其他方法都不见效,可以试试此方。

上学的时候,我睡觉时梦多,当时找一位老师,他看我舌头有点儿暗,说:"你吃吃血府逐瘀丸吧。"

吃了 3 天,向老师汇报情况:做梦的情况明显减少,虽然还做梦,好在醒来不那么累了。

亲身试药,觉得还是不错的。但前提是,我被辨证为血瘀证,并没有乱用此方。

总结下它可能用于哪些疾病:部位(心、胸、脑部多见)+

性质（血瘀证）。

还有个小收获：怪病，多方治疗效果不显著，同时具有上述特征的，可以尝试用它。

刚刚说了这款神奇的血府逐瘀丸适合血瘀证，针对没有明显血瘀证的指征，可能效果就不太好。

这里面有桃仁、红花这类活血药物，如果有流鼻血、咯血、便血等症状，自己还辨不出来是什么原因的，不要擅自服用血府逐瘀丸。

孕妇即便符合证型，最好也不要使用，确实有需要时，寻求专业医师指导。

香砂六君丸

广东的一位朋友说，他以前是"吃货"，他们那里常年无冬，他养成了吃夜宵的习惯，还不到 40 岁就已经发福了，其他部位不胖，就是"啤酒肚"很明显。

最近这一年来，他感觉胃口越来越不好了，以前总想着要吃什么，现在吃什么都不在乎了，因为吃什么都不香了，必须要喝点儿酒或吃点儿麻辣的，才有食欲。一天到晚不吃饭也不觉得饿，吃一点儿就腹胀，看见甜腻的东西就恶心，尤其不爱喝广东的各种甜汤。

他还说自己的身体总是感觉很沉重，早上起来痰多，嘴巴总是不清爽，舌苔白厚、胖大、齿痕很多，如果是下雨天，心情就很不好，一度怀疑自己得了抑郁症。

他现在最想知道的就是如何让自己的食欲好起来。

文小叔给他分析了一下：现在吃不下饭是因为之前胡吃海塞造成的。你舌苔白厚，说明身体寒湿重，为什么寒湿重？因为脾气虚了。舌头有齿痕是脾气虚最典型的表现，齿痕越多，脾气虚越严重。

因为湿气重，所以你感觉身体很沉重，下雨天心情不好，因为下雨天外面的湿气大，湿气重的人喜欢晴朗的天气。为什么讨厌喝甜汤呢？也是身体湿气重的原因，因为甜品容易产生湿气，所以你的身体本能地抗拒。

因为湿气困脾，运化不开来，所以你没有胃口，必须要用酒或麻辣来刺激一下，结果吃一点儿就胀肚。积攒的湿气慢慢会形成痰，所以早上起来痰多。

文小叔想，有什么药既可以健脾祛湿，又可以理气化痰，还可以开胃除胀呢？

文小叔想到了一个经典的方子——香砂六君丸。

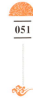

这个药太适合他了，于是推荐他服用。他反馈说，服用1周，痰少了很多，服用半个月，竟然下班回家好奇妻子做什么好吃的了。服用一个月，饭量开始增加，以前勉强吃一碗饭，现在可以吃两碗饭了。更让他惊喜的是，虽然饭量增加了，体形却变瘦了，"啤酒肚"也小了好多。

他感叹：香砂六君丸真不愧是"健脾开胃第一药"。

此言不假，下面文小叔就隆重介绍香砂六君丸，让这个千古名方为你的脾胃保驾护航。

我们先把香砂六君丸的配伍成分列出来：木香、砂仁、人参、茯苓、白术、甘草、陈皮、半夏、生姜。

这个方子很简单，配伍也相当精妙，君臣佐使，天衣无缝。这个方子出自《太平惠民和剂局方》，包含了两个千古名方,即"千古补气第一方"四君子汤与"千古化痰第一方"二陈汤。

什么是四君子汤?就是包含四味药材,它们像君子一样彬彬有礼、温文尔雅,它们通力合作,走到了一起,共同发挥补气的作用。这四味药材是人参(宋朝时的人参指的是现在的党参)、茯苓、白术、甘草。

四君子汤如何让脾胃运转起来呢?要让脾胃运转起来,就要兼顾脾胃的升降功能,即兼顾脾胃的升清降浊功能,该升的升,该降的降。四君子汤中,党参是补中益气的,这里的"中"指的是中焦脾胃。当然,党参可以补一身之气,重点是补脾气,只有脾气足了,脾才会正常运转。我们通常说的补气,补的就是脾肺之气;补血,补的就是肝肾之血。

白术与茯苓,这是一组经典对药,天造地设的一对,所谓对药就是必须一起使用效果才好。白术与茯苓出场的机会非常多,文小叔也说过好多次了。尤其是茯苓,中医这么多方子,用得最多的药就是茯苓。

白术升清,茯苓降浊,白术把阳气往上升,茯苓把湿浊往下降,一升一降,甘草再来稳稳当当守中,这样,脾胃这个轮子就转起来了。

其实白术最大的妙处就是可以加强脾的气化功能。什么是脾的气化功能呢?打个比方,我们的口腔之所以保持湿润的状态,靠的是什么?靠的是喝进去的水吗?当然不是。

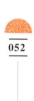

靠的是喝进去的水被脾气化成的津液。津液被脾气带上来才能滋润我们的口腔、嘴唇。如果脾的气化功能不足，即便你喝再多的水，还是会口渴。

津液就好比锅盖上的水蒸气。锅盖上的水蒸气是锅里的水吗？当然不是，是烧开水后形成的。要把锅里的水烧开，必须加热，必须有火，这个火就好比脾的气化功能。

所以，如果你喝了很多水，却不解渴，就要想其他办法了，不要再傻乎乎地灌水了，否则会损害你的肾。

因为白术这个特殊的作用，所以，白术既可以调理腹泻，又可以调理便秘。

四君子汤可以从根本上解决脾胃问题，解决湿气来源的问题，所以被称为"健脾补气第一药"。很多健脾补气的药中都有四君子汤的身影。

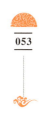

053

脾不好的人，体内慢慢就会形成湿气，湿气多了，慢慢就会形成痰，痰多了怎么办呢？于是这个方子里另一个千古名方登场了，它就是二陈汤：陈皮、半夏、茯苓、甘草。

陈皮与半夏，正如白术与茯苓，也是天造地设的一对，这两味药越陈效果越好，经过岁月的洗礼，风雨的磨炼，陈皮与半夏化起痰来不峻猛、不急躁，它们很有耐心，非常沉稳成熟，像历经沧桑又不失锦绣年华的中年人。

也正是陈皮与半夏这样的特性，使它们成了化痰的基础方，无论是白痰、黄痰，还是绿痰，无论是寒痰还是热痰，都可以用二陈汤加减去除。

四君子汤加上陈皮、半夏也是一个著名的方子——六君子汤。六君子汤是专门调理脾虚痰多咳嗽的。很多人咳嗽，有白痰，用了二陈汤效果不错，但停用一段时间又复发，这是没有治本的缘故。二陈汤只是祛邪，治本治什么？自然是脾。所以这个时候用六君子汤效果更佳。

不过也别着急用六君子汤，文小叔下面介绍的香砂六君丸，比六君子汤更强大。

香砂六君丸比六君子汤多了三味药：木香、砂仁、生姜。

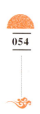

木香的作用是什么？它有一股温厚而芬芳的香气，是一味行气、理气的药。木香可以让你气顺，气顺了就不会胀、不会痛。木香是"气药第一"，与香郁齐名。

很多人在补气之后感觉胀满，为什么呢？因为身体里面有些气滞，这个时候用木香把气理顺了，就不会出现气机壅塞而导致的闷满不适了。香砂六君丸中有四君子汤补气，又有木香理气，补气的同时理气，更加稳妥。

砂仁有一股浓郁的香味，温而不燥，所以它能够醒脾开胃，它最大的作用就是把你的胃口打开，把胃中的浊气化掉。不过，很多人受不了砂仁的味道，但那些身体湿浊很重的人却对它情有独钟，闻一闻就觉得浑身上下每一个毛孔都舒爽。

这世上有针对病的药，也有针对药的药，砂仁就是一味针对药的药。它能够让你更好地消化吸收药性。例如，很多人脾胃虚弱，体内湿气泛滥，吃不了六味地黄丸这样的滋腻药，会便溏，这个时候用砂仁水来送服六味地黄丸，就可以有效地解决这个问题。

生姜，可以温中止呕、祛湿散寒，用在这里主要是帮助化痰，不管怎么说，痰总是属于阴邪的东西，这种阴邪的东西需要温化，用生姜刚好可以助二陈汤一臂之力，达到锦上添花的效果。

香砂六君丸适合哪些人服用呢？它适合没有胃口，舌苔白厚、有齿痕，白痰很多，大便不成形，比较肥胖的人服用。

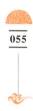

最后文小叔再啰唆一句，不要靠药来养护脾胃，脾胃的病三分治疗、七分保养，合理饮食才是根本之道。

归脾丸

某个夜晚，文小叔做了一个美梦。

梦中的文小叔临窗而立，举头望月，月华如水倾泻下来，恍惚间，一位仙子从月中飘出来，很快就飘到文小叔的眼前，温柔又有点儿埋怨地说："小叔，你介绍了那么多名方给大家，为什么独独不介绍我呢？要知道，我的作用可大着呢。"

文小叔大惑不解，问曰："敢问这位神仙姐姐是何方神圣？"

仙子莞尔一笑，"我叫归脾丸。今日前来打扰有一事相求，还望小叔成全。"

文小叔皱了皱眉，问道"请问我有什么可以帮助你的呢？"

仙子说："我看了很多你写的中医养生文章，真的是有趣又实用，你妙笔生花，让一个又一个千古名方活灵活现地呈现在大家面前，如逍遥丸、四君子汤、四物汤、桂枝汤、小柴胡汤、十全大补丸等，可是让我伤心的是，这么多文章中就是不见我的身影,要知道我归脾丸也是千古名方啊。"

文小叔抱歉地笑了笑,说"请恕在下孤陋寡闻了,请问归脾丸有什么特色呢?"

仙子嘴角微微扬起,自信满满地说:"我归脾丸最大的特色就是在所有的中成药中,更懂女人,更能够体贴女人,女人身上的很多症状我都可以调理。"

文小叔追问:"为什么说归脾丸更懂女人呢?难道乌鸡白凤丸、逍遥丸不懂女人吗?它们都是响当当的妇科名方啊。"

仙子有点儿不服气,声音大了一些,说:"逍遥丸是被误解的逍遥丸,不是专为女人而创的,用它治好病的第一个人是男人。逍遥丸调理的是肝郁脾虚所导致的一系列症状,肝郁脾虚的男性也很多,不单单是女性。"

"乌鸡白凤丸这个名字取得很女性化,让人一看就以为是妇科要药,其实,它是补益肝肾的,而且这个方子补的力量很强,药性偏温,最适合那些身体虚弱、营养不良的人。不过,现代女性,真正虚弱的有多少呢?所以,乌鸡白凤丸并不适合这个时代的女性,更适合古代、物资相对匮乏的年代。"

仙子话锋一转,说:"我归脾丸就不一样了,归脾丸最懂这个时代的女性。这个时代的女性有一个最大的优点,也有一个最大的缺点……"

仙子头头是道，妙语连珠，文小叔也听得入了神，见仙子欲言又止，赶紧奉上一杯好茶，"在下洗耳恭听，请仙子快快道来。"

哪知仙子突然叹了一口气，说："唉，真的好心疼这个时代的女性，她们最大的优点就是操心，最大的缺点就是太操心。一天有想不完的事、做不完的事，虽然都是小事，但如果没有这些小事，这个世界就失去了乐趣。女人真的喜欢想太多，不要怪女人，这是女人的天性，一家子的事都在女人的脑子里，根本停不下来。女人希望把所有的小事都干得漂漂亮亮的，所以她们习惯性地想得比较多。"

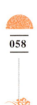

文小叔频频点头，"仙子所言极是。"

仙子继续说道："这仅仅是一部分，还有孩子的事、双方父母的事、单位的事等。男人除了赚钱什么都不管，女人把一切大包大揽，所以，现代的女人难免胡思乱想，而且一想就停不下来。思虑太多会有什么后果呢？首先思虑太多最耗心神，现代女人的心血都是被一点一滴的胡思乱想耗尽的。心血不足最大的表现就是晚上睡眠不好，不是睡不着，而是睡眠很浅，很容易惊醒，而且梦特别多，一个接一个，梦见的都是生活中的琐事。"

文小叔接过话茬，"是这样的。日有所思，夜有所梦，白天所想的事，晚上就到了梦里，梦多的女性一定要思考自己是不是胡思乱想太多了。有很多女性朋友咨询文小叔，问晚上睡不好，梦特别多怎么办，我就推荐清朝名医王孟英的养心血方子——玉灵膏，很多人用过后，说好久没有睡过这样的好觉了。"

"那么请问仙子，思虑太多对身体还有什么其他伤害呢？"

仙子抿了一口茶，说："想太多还有一个坏处，就是伤害我们的脾胃，中医叫作思伤脾。为什么会思伤脾呢？因为思则气结，当一个人想太多又想不开的时候，他的脾胃之气就会拥堵在一起，该升的不升，该降的不降，脾胃的升清降浊能力受到影响，脾胃气血运行不畅，自然没有胃口吃饭，即便食物被吃进去，也无法被运化。"

仙子顿了顿，加重了语气，说："问题是，脾胃又是我们气血的来源，不思饮食，吃进去的食物不消化，身体所需要的气血供应不上来就会导致血虚，本来女性的心血就不足了，伤了脾后，心血就亏虚得更厉害了。这是一个恶性循环，很多女性的身体就毁在这个恶性循环里。"

文小叔恍然大悟，道："仙子所说的归脾丸更懂女性，是不是因为归脾丸解决了女性思虑过度导致的一系列症状，尤其是心脾两虚？"

仙子的笑容像花朵一样绽放开来，"然也！我说归脾丸更懂女人，看来文小叔像归脾丸一样懂女人啊。难怪你的养生文章有那么多女性读者喜欢看呢，有的甚至如痴如醉，像看小说一样爱不释手。你说得没错，对于归脾丸调理的症状，我总结为八个字：心脾两虚，气血双虚。"

文小叔补充道，"也就是说，归脾丸既可以调理心血虚，也可以调理脾虚；既可以调理气虚，也可以调理血虚，对吗？"

仙子很满意地点了点头。

文小叔像中医"小白"一样虔诚地问道："那么，请问仙子，在下愚钝，心脾两虚、气血双虚都有一些什么样的症状呢？还望仙子告知，我好写进文章，让广大女性朋友受益。"

仙子沉思了片刻，娓娓道来："心脾两虚、气血双虚的症状包括心悸、睡眠浅、多梦、胃口不好、容易腹胀、面色萎黄、身体容易累、唇色无华、舌苔白厚有齿痕、月经淋漓不尽，经期过了总是有那么一点点，这是脾虚、脾不统血的缘故。"

文小叔追问道："那么归脾丸这个方子到底是怎么解决心脾两虚、气血双虚的呢？"

仙子反问文小叔道："你能说出归脾丸的配伍组成吗？"

文小叔愣了一下，马上回答："党参、白术、炙黄芪、炙甘草、茯苓、远志、酸枣仁（炒）、龙眼肉、当归、木香、大枣。"

仙子神采奕奕，赞曰："不错，完全正确。现在我来告诉你归脾丸是如何解决心脾两虚、气血双虚的。党参、白术、茯苓、甘草，这四味药你熟悉吧？"

文小叔不假思索道："这叫四君子汤，是健脾第一方，也是补气第一方。也就是说，这四味药就解决了气虚、脾虚两大问题。"

仙子道："没错，不过，针对气虚，还用到了黄芪。那你知道针对心虚这个方子是如何解决的吗？"

文小叔小心翼翼地答曰："是不是远志、酸枣仁、龙眼肉？"

仙子回答："对！远志交通心肾，能够让肾水上行，心火下来，能够让你早点儿入睡。酸枣仁更是安神圣药，治疗失眠少不了它，它直接补心血、安心神，我看你有一篇文章写了酸枣仁的作用，写得很好。龙眼肉直接补益心脾之血。这三味药就可以解决心虚导致的失眠问题。脾虚解决了，气虚解决了，心虚也解决了，就剩下血虚了。针对血虚，这个方子又如何解决呢？"

仙子把期待的目光投向文小叔，文小叔淡淡一笑，说："补血圣药，当归是也！当然大枣也可以补血。"

仙子笑而不语，沉默了一会儿继续问："那你知道为什么这个方子里还要加入木香吗？"

文小叔低下了头，其实文小叔知道答案，只是不想太拂了仙子的面子，好歹人家兴致勃勃来毛遂自荐，把自己推荐给大家。

仙子说："不知道也没关系,学海无涯嘛。木香用在这里是顺气的,目的是让这个方子补而不滞。补气太过容易出现气滞,反而不好了,用一点儿木香刚好可以解决这个后顾之忧。这就是我,归脾丸的妙处。今天我把自己介绍给大家,真心希望天下女人不再心脾两虚,不再气血双虚。"

说完这句话,仙子起身告辞。

仙子袅袅婷婷,飞升而去。文小叔梦醒。

愿天下女人洒脱一点儿,不要想太多,必要的时候,别忘记归脾丸,它当之无愧是更懂女人的妙方!

明目地黄丸

有一位小伙子是这样折腾他的眼睛的：大学4年，宿舍晚上11点准时熄灯，然后他就天天窝在被窝里玩手机、看电影或打游戏。于是乎，后果来了，他的眼睛健康程度每况愈下，经常酸痛、干涩，容易眼花，现在只要盯着手机屏幕超过10分钟就眼花，还有飞蚊症，眼睛怕光、怕风，容易迎风流泪。

担心自己会失明，于是小伙子去医院检查。检查结果显示眼底没有任何病变。他很困惑，问医生怎么治。医生只给他开了眼药水，就让他回家了。

偶然的一次机会，他在"朋友圈"里看到文小叔的一篇文章，其中介绍的方子是专门调理眼睛的，感觉很对自己的症状，于是对中医不怎么感兴趣的他，抱着试试看的心态买来吃，这一吃发现还真不错，吃了3天就感觉眼睛很舒服，最大的变化就是眼睛不酸了。

于是又买了1个月的药，坚持吃，并且改掉了那些毁眼睛的习惯。1个月后，他发现眼睛不怎么模糊了，可以相对长时间对着屏幕看了，这让他惊喜不已。更让他开心的是，以前眼睛特别怕光，现在出门不用戴墨镜了，而且，以前风一吹眼睛准流眼泪，现在也不怕风了。

去医院都没有检查出病因的眼疾，就轻松地被这中成药解决了，他第一次感受到了中医药的巨大魅力，于是按捺不住激动、喜悦的心情给小叔留言，希望小叔继续多分享这个方子，造福更多的人。

这位小伙子所说的好方子就是小叔之前介绍过的明目第一药——明目地黄丸。

小叔曾经将这个药推荐给很多人使用，反响都不错。小叔曾经推荐给青海的一位朋友，这位朋友用这个药治好了妈妈的白内障。有的人用这个药治好了眼干、眼涩；有的人用这个药治好了眼睛畏光；有的人用这个药治好了视物模糊；有的人用这个药治好了迎风流泪。更有人夸张地告诉小叔，第一次用这个药，眼睛就舒服多了。

现在有一个普遍现象，很多人眼睛有问题，去医院却检查不出来病因，于是只能用一些直接针对眼睛这个器官的眼药水，这就是眼药水一直大卖特卖的原因。

眼药水不是不可以用，但治标不治本，只能用来救急。真正高明的大夫，治疗眼疾时，绝不仅仅盯着眼睛，而是从内脏开始调理。

打个比方，如果把眼睛比作灯芯，灯油就相当于内脏，灯能不能发光就好比眼睛能不能看得见东西。很多人在治疗眼疾时，只管灯芯的好坏，完全不顾灯油是否枯竭。很多时候，灯芯是好的，灯光越来越弱，不是灯芯出了问题，而是灯油出了问题。

对应我们的身体，很多时候，眼睛的问题不是眼睛这个器官出了问题，而是供养眼睛这个器官的内脏出了问题。

哪个内脏出了问题呢？五脏之精皆上注于目，也就是说眼睛的好坏与五脏六腑有密切的关系，但关系最密切的是两个内脏：第一个是肝，第二个是肾。

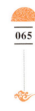

065

肝开窍于目，与眼睛有直接的关系，肝血是否充足，肝气是否条达顺畅，直接决定眼睛的好坏。但肾又是肝的"妈妈"，肾属水，肝属木，水生木，没有肾水的滋养，肝木就会枯萎。所以，一直以来，中医都认为肝肾同源。

因此，我们要增强视力，不仅仅要调理眼睛，而且要解决眼睛背后的问题。明目地黄丸就是这样一个方子，除了解决灯芯问题，修缮磨损破旧的灯芯，更注重灯油的添补。灯油足，灯光就亮。

下面我们一起来了解明目地黄丸是怎么给你的眼睛添补灯油的。先把这个方子列出来：白芍、当归、蒺藜、石决明、枸杞子、菊花、牡丹皮、山药、茯苓、山茱萸、熟地黄、泽泻。

这个方子有四组药，第一组药是补肾精的药。虚则补其母，母亲对子女的供给永远是源源不断的。肾好了，肝就好了。补肾精的药有六味：牡丹皮、山药、茯苓、山茱萸、熟地黄、泽泻。

对这六味药，大家是不是很眼熟呢？这就是大名鼎鼎的六味地黄丸，是千古第一补肾精的药。这个方子有三补，即补肾、补肝、补脾，其中最主要的就是补肾，因为里面用得最多的就是熟地黄，熟地黄是补肾精最好的药。

第二组药是直接补肝血的药：白芍与当归。

前面说过，眼睛不好与肝有直接的关系，我们要给眼睛添补灯油就要补肝血。当归直接补肝血，为补血圣药，在补血的同时还行气，这样补进去的肝血才会升达到眼睛。白芍很酸，可以柔肝，收敛肝血，不让肝血过于耗散。白芍与当归是养肝血的绝妙搭档。

066

第三组药是直接针对眼睛的，也就是给灯芯修修补补：枸杞与菊花。

当枸杞遇到菊花，你的眼睛就亮了，这对天造地设的搭档简直就是天赐来拯救人间老百姓的眼睛的。枸杞菊花茶是"网红"级别的清肝明目茶，很多老年人都在用，在电子产品无处不在的今天，第一批"90后"也开始在保温杯里加枸杞了。就连西医也对枸杞产生了浓厚的兴趣，经过药理研究，证明枸杞里面的成分确实有保护眼睛的元素。

第四组药是祛邪的药，就是把肝里面的邪气、邪风、邪火赶出去，用的是蒺藜与石决明。

　　蒺藜可以清肝火，把眼睛里的红血丝慢慢消掉。石决明可以收敛肝血，有一股重镇的作用，把虚火潜藏住，解决肝风内动的问题，有点儿像龙骨、牡蛎的作用。虚火总往上飘，会让眼睛充满红血丝，会烧干眼睛的气血，让眼睛干涩、发痒。

　　明目地黄丸最大的作用就是六个字：滋肾、养肝、明目。主攻方向是肝肾阴虚导致的各种症状，如飞蚊症、视网膜病变、白内障等，如果是实火导致的，如暴怒导致的眼睛发红就不适合使用，最适合用眼过度、熬夜导致的各种眼疾。

　　文章开头提到的小伙子，虽然只是窝在被窝看手机，却用了三种方法来伤害自己的眼睛。第一种：久视伤血，这是中医的"五劳"之一，伤血伤的就是肝。第二种：熬夜伤肝，伤肝自然伤眼睛。第三种：手机辐射对眼睛的伤害特别大，这在中医看来就是一种人造的风邪，风邪是阳邪，所以会伤肝阴。

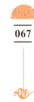

　　明目地黄丸主治三大症状，第一就是眼花。

　　这应该很好理解，你可以想象一下：当灯油不足的时候，灯光是不是很弱？同样的道理，肝血不足的时候，眼睛看东西会模糊。看手机久了眼睛模糊是身体发出的警告：主人，肝血不足了，休息一下吧。可是很多人不但不休息，还在滴几滴眼药水之后，继续消耗肝血。其实养肝血最好的方法就是闭目养神，只要把眼睛这个闸门关闭，供养眼睛的气血就会回到肝里。

明目地黄丸就是养肝血，所以可以治疗眼花。

第二大主治是迎风流泪。

很多人不明白，为什么有些人的眼睛会迎风流泪呢？

那是因为这些人的肝血不足了，只能用眼泪来滋润眼睛。肝血属于阴，风属于阳，阴阳平衡就不会迎风流泪。现在肝血不足，阴不足了，又加上风这个阳邪的勾引，外风引发内风，很容易把眼泪勾引出来。

说通俗一点，肝有两个功能，一个是疏泄，一个是收藏。流泪就是疏泄，不该流泪的时候流泪叫疏泄过度，收敛收藏不足，而加强收敛功能的办法就是补肝血，因为只有阴才能制阳，只有阴才主收、主藏。

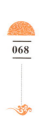

明目地黄丸就是通过补肝血来加强肝的收藏能力的，所以能够治疗迎风流泪。

明目地黄丸第三大主治就是眼睛干涩、发痒、畏光。

眼干容易理解，就是眼里没有水了，什么是水？肝血是水，肝血不足就会眼干，眼干进一步发展下去就是发痒。

为什么眼干的人更加怕光？因为阳光就是阳邪，强烈的光会伤阴，肝血不足的人，眼睛就干，眼干自然就怕光了。

明目地黄丸把肝血补足了，使眼睛不干了，眼睛自然就不怕光了。

好了，以上就是内服的方子，服用明目地黄丸的同时，配合小叔推荐的养肝茶逍遥安效果更好。有人说喝了逍遥安迎风流泪的症状大大减轻。逍遥安疏肝、补肝、清肝，还保护脾胃。

下面再介绍一种增强视力的方法，不花一分钱，飞行员都在用。据说经常这样做可以让你的眼睛"会说话"，明眸善睐的眼睛最动人，坚持下去不但可以改善"死鱼眼"，还可以摆脱近视，摘掉眼镜。

请按照下面的步骤每天做 3 次。

第一步，先清洁眼睛，然后眨眼睛 1 分钟。

第二步，用力眯眼睛 1 分钟。

第三节，眼睛往上看，再往下看各 1 分钟。注意不要通过抬头、低头来看，只用眼睛看。

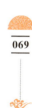

第四步，极力往左看，再极力往右看各 1 分钟，不要摇头。

第五步，来点儿高难度动作，往上看，往右看，往下看，再往左看，其实就是把前面两个步骤连起来做 2 分钟。

第六步，转眼球，这一步最重要，建议 3 分钟，这是让你明眸善睐最关键的一步，哪怕前面不做，这一步一定要做。其实，这个转眼球的动作，是唐朝大医家孙思邈发明的。

第七步，锻炼眼球焦距，恢复视力。

最后一步，双手搓热，捂眼睛，用手心的温度打通眼睛周围的经络，建议 1 分钟。

好了，做完这一组眼保健操是不是觉得眼睛明亮了很多呢？

七宝美髯丸

去年小叔回老家湖南一趟,小叔的堂弟是"90后",但让小叔颇感意外的是,堂弟前面的头发差不多都掉没了。小叔问堂弟这是怎么回事,堂弟不好意思地笑笑,说自己也不知道怎么回事。原本玉树临风的堂弟,毕业不到1年就挺着"啤酒肚",小叔顿时明白了堂弟脱发的原因。

当今时代,脱发、须发早白的人越来越多,因为这个时代的环境污染太严重了,吃的食物太复杂了,含有各种各样的添加剂,对身体的危害太大了,人们的生活习惯也不好,加上不断膨胀的欲望,透支的身体,所有这些都促使更多的人脱发或更早出现白发。

脱发到底怎么治疗呢?脱发的原因有很多,仅仅依靠市面上的防脱发洗发水是远远不够的,因为脱发是源于身体内部出了问题,五脏六腑出了问题。

接下来,小叔介绍的这个方子,可以说是主打调理脱发、白发的。这样的方子真不多,这个方子仅听名字就让人心向往之,它叫七宝美髯丸。

古人对"美男子"的要求是必须要有一头飘逸的长发，历史上以美髯闻名的除了关羽，还有竹林七贤之一的嵇康。像嵇康这样的美男子不仅会令女人怦然心动，男人也会忍不住喜欢，想与他交往。没错，这个七宝美髯丸就是让你拥有和关羽、嵇康一样的须发，飘逸超然，仙风道骨。

七宝美髯丸的配伍组成：何首乌、当归、枸杞子、菟丝子、补骨脂、茯苓、牛膝。

这个方子治疗脱发、白发的依据是什么呢？

首先，中医认为，发为血之余。也就是说，只有当一个人气血充足，且有余的时候，才有头发长出来，如果气血不够，那就得弃车保帅，先紧着五脏六腑用，把四肢末梢和毛发放一边。人老了，或人生大病了，都会掉发，为什么？就是身体气血不足了，只能先保五脏六腑。

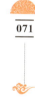

071

肝藏血，肝是血库，肝血不足，头发就会枯槁、脱落，就像秋天的落叶一样。另外，肝主生发，肝气会生发到头部，会把肝血带上来，如果肝气不足，或肝气郁结，气血就生发不到头部，头发得不到气血的滋养，自然就会脱落。

另外，心主血脉，血脉是否畅通取决于心脏的功能。脾统血，气血是否固摄得住，是否按部就班在各自血脉运行依靠脾气的统摄能力。

所以，要想头发好，第一步就要补肝血，这是重中之重，补肝血用什么？这个方子最重要的一味药登场，那就是大名鼎鼎，让人既爱又恨的何首乌。

何首乌，大补肝血，很多人都知道何首乌的神奇功效，即乌发明目。有很多补肝血的药，但有的补到眼睛，有的补到指甲，有的补到筋骨，因为肝管辖的范围很大，肝开窍于目，其华在爪，肝主筋。何首乌补肝血补到哪里？专门补到头发上。

看看何首乌这个药名就知道了，首就是头，乌就是黑亮黑亮的，就是让你的头发乌黑发亮的意思。

几乎所有的防脱发洗发水都声称加了何首乌，可见何首乌美发的效果堪称一流。

说到何首乌，很多人会疑惑，不是说何首乌会造成肝损伤吗？完全不用担心，生首乌有小毒，但经过炮制的首乌已经没有毒了，现在出售的都是制首乌，这个方子用的也是制首乌。

除了何首乌，补肝血的还有当归。当归，应该归来却迟迟不归，调理女子因为思念爱人而得的一系列的妇科病都离不开当归。当归，大家只要记住一点，即当归是补血圣药。

当归还是血中气药，也就是说，当归大补肝血的同时还有行气的作用，能够让血运行起来，让气血顺利抵达头顶，滋养头发。

肝血足了，心血自然就会充足，为什么？因为木生火。肝属木，心属火。心脏有了心血的供养，动力就足，心主血脉的功能就强大，血脉就通畅。所以这里并没有直接用补心血的药。

这是七宝美髯丸治疗脱发、白发的第一理论依据。第二依据：肾，其华在发。

这句话是什么意思呢？这句话告诉我们，头发是肾开出来的花朵，花朵是否灿烂、是否茂盛、何时凋零枯萎都与肾有关。如果说产后脱发属于血虚，那么中老年人脱发就属于肾气衰落。

五色入五脏，黑色入肾，头发是否黑亮与肾精足不足有关，肾精足头发就黑，肾精不足头发就发黄或发白。肾精足，头发就茂密。头发既然是肾开出来的花朵，那么肾气不足，固摄不住，头发就会脱落。

073

所以，治疗脱发一定要补肾。中医还有一个理论，那就是肝肾同源，肝血不足绝不仅仅是肝的问题，还与肾有关。肝五行属木，肾五行属水，只有水才能生木，没有肾水的滋养，肝木迟早会成为朽木。所以，肝血的根本来源就是肾精。

治本一定要补肾。补肾用什么？这里用了三味药：枸杞子、菟丝子、补骨脂。

肾精会转化成两种力量，一种是肾阴，一种是肾阳。枸杞子补肾阴，益肾填精，对眼睛特别好。菟丝子与补骨脂一起补肾阳。

先说菟丝子，菟丝子是一种没有根的藤，是寄生在植物身上的植物,通常会被当作杂草锄掉,如菟丝子经常寄生在大豆身上,会抢夺大豆的营养,导致大豆死亡。菟丝子是往上缠绕的,所以药性往上走,有一股阳气,能够把肾气带到头部,这就是那么多补肾阳的药不用,偏偏选用菟丝子来调理脱发的原因。

菟丝子还有一个女性特别喜欢的好处,就是能够调理黄褐斑。

再说补骨脂,其实一看这个名字就知道这个药是补药,补什么? 补肾。因为肾主骨,补骨就是补肾。补骨脂是种子,种子的药性就是走肾的,补骨脂又是黑色的,黑色也入肾,所以补骨脂补肾的作用很强大。因为是种子,种子会把植物的精华牢牢封藏,所以补骨脂有一种强大的封藏能力。

很多补药,只是补,不能藏,封藏能力不够的人食用这些补药会出现一边补一边漏的现象,这样补再多也没用。如同样补肾的淫羊藿,服用后反而让你产生泄的欲望,很容易漏精。补骨脂的好处就是一边补,一边藏,让精华不流失,所以补骨脂可以治疗早泄、遗精,还可以治疗盗汗、腹泻。精藏住了,肾精足了,头发自然就好了。

为什么要加入牛膝与茯苓呢? 牛膝可不是牛的膝盖,而是一味长得像牛膝盖的本草,所以牛膝对膝盖很有好处。牛膝可肝肾同补,强壮腰肾,肝主筋,肾主骨,所以牛膝可以强筋壮骨,对肝肾亏虚导致的腰腿疼很有好处。

有一句话叫作"无牛膝不过膝",就是说,要想治疗膝盖以下的病,没有牛膝是不行的。著名的方子,调理风湿性关节炎的独活寄生丸中就有牛膝。

需要特别提醒的是,孕妇不能用牛膝,因为牛膝会堕胎。

茯苓用在这里是佐药,用于健脾祛湿,因为这些补肝、补肾的药有些滋腻,如补骨脂就比较滋腻,容易生湿热,所以需要茯苓这种无色、无味、甘淡的药来中和一下,用茯苓把脾湿去掉,有利于脾胃对药性的吸收。

以上就是对七宝美髯丸的解读。那么它主要调理哪种脱发或白发呢?

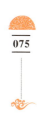

1.熬夜导致的脱发。

2.纵欲伤精导致的脱发。

3.产后脱发。

4.中老年肾气衰落导致的脱发。

5.雄激素性脱发。

6.少白头。

这6种脱发都源于肝肾阴虚。当然,七宝美髯丸不仅调理脱发、白发,对牙齿松动、早泄遗精也有效果。

但对于脂溢性脱发和情志病导致的斑秃,这个药无能为力。

天王补心丸

　　夏天对应的五脏是心，所以要好好养心。夏天很多人的心脏或多或少都有一点儿问题，普遍的问题就是心火旺。下面小叔给大家介绍一种中成药，非常适合夏天吃的补药，专为脑力劳动者，以及操心太多、经常胡思乱想的女性朋友打造。

　　这个中成药叫作天王补心丸！

　　补心药有很多，有谁敢自称"天王"？为什么叫天王，不叫地王、海王？因为心是君主之官，坐拥天下，君王又自称"天子"，所以用"天王"这两个字，寓意这个药是补心的。还有一层意思，就是这个药的补心效果确实很好，找不出比它更好的了，不知道用什么词语来形容它好，所以，姑且给它一个美名"天王"。

　　明朝有一位著名的御医叫薛立斋，他把这个方子收在了他的《校注妇人良方》里，这本医书收录的都是妇科的方子，可见天王补心丹特别适用于心血不足的女性，因为女性一生劳心、耗神、伤血太多。

　　春天要养肝,秋天要养肺,冬天要养肾,一年四季都要养脾,夏天就要好好养心。夏天对应的五行是火,心对应的五行也是火,心本来就是火性的,再加之天人感应,夏天我们的心气就相对比较旺盛,心火相对比较猛烈。阳虚的人还好,借助天地旺盛的阳气,反而在夏天比较舒服,例如,很多人的心痛,在冬天容易发作,在夏天就不容易发作。

　　心阴虚的人在夏天就比较难受了,本来阴就不足,夏天就显得更不足了,因为阳气更旺盛了。阴不足,阴不制阳,心火就会总往上飘,飘到头上就会心烦,总感觉很烦躁,静不下来,做什么事都不顺心,晚上还睡不着觉,翻来覆去的,东想西想,就是睡不着,这叫心烦不得眠。心藏着神,心神都被心火赶跑了,怎么睡得着呢?

　　心阴不足、心血虚的人还特别容易心悸,总感觉心脏跳个不停,有一种心慌的感觉。例如,突然一个电话铃声响了,就会吓一跳,或别人猛地拍一下桌子,也会被吓到,别人什么感觉都没有,他就感觉天塌下来似的。甚至有人轻轻地来到他的身后,他回过头来一看也会被吓得心跳加快,这就是心悸。心阴不足,心火特别容易乱窜,这就好比一个男人,家里没有妻子,就特别喜欢在外面闲逛不回家一样。

　　心阴不足的人还会健忘,特别不愿意想事情,稍稍一思考就感觉好累,会心神不宁,还会咽干、口舌生疮;有的还会大便干燥,大便像羊屎蛋一样;有的男性还会梦遗,在梦里浪费元气。

怎么判断是不是心阴不足呢？除了上述症状外，主要看舌头，心阴不足的人舌头是红色的，舌苔比较薄，稍稍带点儿黄，舌尖是红的，舌面上有很多小红点。

不过现在好了，有了天王补心丸，再也不用担心心阴不足了。天王补心丸就是补心阴、补心血的方子，顺带补心阳，收敛心神。

下面我们来学习这个"天王"级别的补心方子：党参、玄参、丹参、茯苓、远志、桔梗、生地黄、当归、五味子、天冬、麦冬、柏子仁、炒酸枣仁、朱砂、甘草、石菖蒲。

078

这个方子由三组药构成。

第一组药，也是这个方子最主要的，就是滋养阴血的药：生地黄、玄参、当归、丹参、天冬、麦冬。

生地黄是这个方子中分量最重的药，是补肾阴的，还有凉血的作用。有人问了，不是说这个方子是补心阴的吗，怎么又补到肾阴上去了呢？

这是因为心肾是一家，肾阴是一身之阴，可以制约心火，肾水上行，心火下行，心肾相交，这样就不会失眠。肾水不足，心火就下不来。

但仅有肾阴是不够的，力量不够，于是生地黄又去"求助"玄参，二者合力。

这玄参又能做什么呢？玄，黑也，黑色入肾，玄参又是苦咸的，稍微有些寒凉，苦入心，咸入肾。所以玄参有两个作用，一个是协助生地黄滋肾阴，一个是清理心的浮游之火。怎么清理？玄参有一个独到的本事，它可以把肾水引到心上，直接扑灭心火。

当归可以补血活血，补的是肝血，因为肝是血库，肝藏血。但还不够，还得补心血，于是当归又去"求助"丹参，让丹参助自己一臂之力。

丹参能够帮到什么忙呢？丹参的"小宇宙"可强大了，色红，直接入心，既可以补心血，又可以把心脏的瘀血化掉，因为心脏气血不足难免会有瘀血。俗话说："一味丹参饮，功同四物汤。"仅仅一味丹参就抵得上千古第一补血方子四物汤。丹参的功效是不是很强大？它通常与三七搭配，是心肌梗死患者的救命良药。

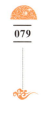

079

肾阴补足了，心阴也补足了，再补点儿肺阴吧。于是，麦冬、天冬两兄弟马不停蹄地赶来报道了。麦冬主要补肺阴，但也补心阴，天冬稍稍有些凉，主要补肺阴。这二冬通常携手作战，兄弟齐心，力量更强。

为什么还要补肺阴呢？因为心属火，肺属金，火克金，心火旺势必会导致肺阴不足，出现口渴、干咳、咽痛等肺阴虚的症状。心肺是一体，心是君主之官，肺是相傅之官，心就好比太阳，肺就好比天空，太阳太猛烈了，就需要给天空增添大气层，这样阳光就不至于伤害到万物了。麦冬和天冬就等于给天空增加大气层。

再来说第二组药,心阴不足的人或多或少心阳也会有所欠缺,于是我们稍稍补一下心的阳气,这样还可以让补进去的心阴得到利用,而不是一摊死血死阴。

用什么药呢?

党参立马站出来说:"主人欠缺的这一点儿心阳,有我足矣!"

是的,这个方子中唯一强壮心阳的就是党参了。党参是强壮心阳最好的药,没有之一,尤其是红参。党参强壮一身的阳气,最主要的是强壮心阳,效果立竿见影。那些心阳不足的人,特别胆小,特别怕黑,老是惊恐不安,常做阴寒的梦,用党参就很好,与桂枝汤一起用更好。

080

血能载气,气能摄血,气血是对立统一的关系,离开了谁都不行。气为血之帅,血为气之母,气在前,血在后。气能生血,血也能生气。前面已经有很多补心血的药了,再用上补心气、补心阳的党参,妥了。

第三组药是安神的,是收摄心神的,有茯苓、远志、柏子仁、炒酸枣仁、朱砂。

有人问:"小叔,茯苓不是祛湿的吗,这会儿怎么变成安神的了?"

这里用的是茯神。茯神是茯苓的一部分,在茯苓的中间,也是茯苓的根,这根还夹杂着松树的根。茯苓就是寄生在松树根下的。其实就算不是茯神,普通的茯苓也有清心安神的功效。是怎么做到的呢?对于心火旺的人,通过利水的形式把他的心火从小便排出去,这样心火熄灭了,心神就安宁了。

有一个很著名的方子,专门调理心火旺,叫导赤散,原理就是这样的,其中有很多利水的药。

远志,很多人用它来起名字。没错,远志,即有一个远大的志向,这个远大的志向是什么呢?交通心肾,做心肾的桥梁,让心火下来,让肾水上去,达到一种水火既济的完美境界。

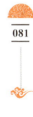

那柏子仁和酸枣仁呢?这更不用多说,几乎所有失眠安神的方子中都有它们的影子。柏子仁、酸枣仁都有一股油润之性,所以可以直接补心阴,但它们最大的功效却是收摄心神,让心神"回家",不外越。

说到这,很多人不明白心神到底是什么。文小叔打个比方,大家都知道煤油灯,煤油就好比心血心阴,煤油灯上点燃的火是心阳心气,那心神是什么呢?心神就是那最上面的一层蓝幽幽的光芒。油尽灯枯之时,会出现回光返照,回光返照就是心神。

所以,当心血不足时,心神就不安分,就比较淘气,总想着去外面看看。

那朱砂又起什么作用呢?朱砂有毒,不过这里用得很少。朱砂是一种矿物质,一种质地很沉重的物质,凡是质地沉重的药都有重镇的作用,类似的药还有龙骨、牡蛎。也就是说,朱砂不会拐弯抹角,而是直接把心神镇住。

好了,心的阴血补足了,心气心阳也有了,还把心神收摄了,这个方子似乎完美了,可是总觉得少了一点儿什么。

少了点儿什么呢? 少了一个药引子,一个使者,一味把药性引到心脏的药。

这时,我们的桔梗姗姗来迟,"抱歉,让诸位久等了,我这就引你们入心。"

桔梗,记住这味独特的"药中使者",引药上行。

至此,天王补心丹,功成身退。

文小叔曾经把这款药介绍给一位朋友,她就是晚上睡眠不好,久久不能入睡,入睡后睡眠也特别浅,很容易受惊,梦多,平常还容易心悸。吃了天王补心丹 3 天,晚上配合食疗方小米百合莲子粥,睡眠就改善很多,入睡快多了,没有那么多梦了,也不容易惊醒了。要知道,以前,睡在她旁边的丈夫稍微一翻身,她就会醒来。

这款药特别适合脑力劳动者,因为脑力劳动者消耗的心血特别多,所以要补血,体力劳动者需要补气。

最后,文小叔需要提醒一点:天王补心丹毕竟是药,不是食物,请在专业医生指导下服用。

枳实导滞丸（1）

关于湿热，小叔曾经介绍过龙胆泻肝丸，是解决肝胆湿热的，还有二妙丸，是解决下焦湿热的，下面再介绍一个治疗湿热的方子，这个方子是针对胃肠有积然后化湿热的。

一位朋友说自己的孩子读高中，喜欢吃煎炸烧烤类的食物，胃肠不好，不是便秘就是腹泻。便秘与腹泻的时候肛门总有一种灼烧感，火辣辣的。再看他的舌苔，非常黄腻，小便也黄。小叔就推荐了一款中成药，服用1天就见效了，孩子说自己排便从来没有这么轻松过，竟然大便还成形了。

这种情况就属于典型的胃肠有积，积食没有解决，就会慢慢化热，就像沼气池慢慢发酵发热一样。说白了，大鱼大肉吃多了没有消化，堆积在胃肠，慢慢产生湿热。湿热会阻碍气血的运行，会减缓胃肠的蠕动，所以会造成便秘。因为有湿，不便秘的时候大便就会稀薄，表现为腹泻。或便秘几天，胃肠的湿热达到一定程度，不得不以腹泻的形式把胃肠的湿热排出去。

小叔推荐的中成药是什么呢？就是枳实导滞丸。

千万别小看这个方子，这个方子是大名鼎鼎的脾胃专家李东垣发明的，李东垣最著名的方子就是补中益气丸，他老人家专注于研究脾胃，写了一本专著《脾胃论》，他发明的脾胃方子非常精妙，大家一定要重视。

枳实导滞丸的配方成分：大黄、枳实、神曲、白术、茯苓、泽泻、黄连、黄芩。

这个方子不是直接服用的，去药店按方子抓药，三五付即可，然后统统打成粉末，混合在一起，做成水蜜丸。每次服用 6 克，饭后半小时服用。

接下来，我们来学习一下这个方子，到底是如何消除湿热的。

前面说过，这个方子是解决积食导致的湿热问题的，就是吃多了没有消化，积食在胃肠慢慢化热，从而产生湿热。湿热下注大肠，要么便秘，要么腹泻，湿热下注膀胱就会尿频、尿痛、小便发黄发热。

所以先要解决"积"。如何解决呢？大黄就是一味攻"积"的妙药。很多人以为，大黄是泻药，小叔以前也是这么认为的，那时候对中医的认知太肤浅。大黄不是泻药，是一个解决积聚的药，胃肠有了不该有的就可以用大黄。大黄可以扫荡肠胃，推陈出新。大黄可以双向调节，积食引发便秘可以用，积食引发腹泻也可以用，抓住两个字就可以：湿热。大黄可以釜底抽薪，切断湿热的来源。

如果是寒积，则可以加附子；如果是热积，则可以加芒硝。只要有积，腹胀便秘都可以用大黄。

前面说过，这个方子是解决吃多了不运化导致的湿热问题。如何消食呢？如何帮助身体消化呢？这里用了消食妙药神曲。

接下来，要把这些积滞全部排出去，就加上积实来给胃肠一股推动力，因为积实可以行气、降浊。

积食久了就会产生湿热。如何消除这个湿气呢？这里用了三味药：白术、茯苓、泽泻。

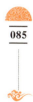

白术治本，健脾祛湿，提高脾胃的运化能力，诸湿肿满皆属于脾，脾胃是湿气的来源，脾胃运化不好，湿气会源源不断地产生，所以这里用白术来健脾。

茯苓与泽泻合用一起来治标，直接祛湿利水。茯苓慢慢地把身体里的湿气渗透出去，泽泻力度要大一些，直接通过利尿的形式把湿气利出去。

解决了湿，接下来就要搞定热了。这个方子用三味药来解决积食化热，第一个就是前面说过的大黄，另外两个就是黄连与黄芩。黄连可以燥湿清热，重点消除胃肠的热。黄芩可以清热解毒，重点消除肺与大肠的热。肺与大肠相表里，大肠有热一定会传给肺，所以用黄芩来解决。

这就是枳实导滞丸，消食导滞，清热利湿。如果你的胃肠也有湿热，要么便秘，要么腹泻，舌苔特别黄腻，小便也黄热，还有腹胀、口臭，就可以试试这个枳实导滞丸了。

不一定需要自己制作，有中成药，一般服用 7 天就可以了，3 天必有效果。如果没有效果，说明不对症，就不要服用了。

积实导滞丸（2）

减肥，永远是女人津津乐道的话题。

下面小叔介绍一个减肥的方子，希望可以帮助到被减肥问题困扰的女性朋友。

话说，一个刚上大学的女孩苦恼不已。为什么苦恼呢？她说自己身高还可以，一米六三，可就是太胖了，体重将近150斤，是班里最胖的女生。因为胖，这位同学有些自卑，其实高中时就已经这样了，只是因为在家里有爸妈的照顾，没觉得有什么问题。现在到了大学，人生地不熟，孤零零的一个人，同学来自天南地北，个个都是人中龙凤，优秀得很。

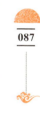

更让这位同学自卑的是，高中就开始长的青春痘，如今上了大学依然顽固，没有一点儿消失的迹象。胖已经让她抬不起头了，满脸的痘痘更让她自惭形秽，不敢与同学交往，甚至有点儿自闭。

这位同学还有一个难以启齿的问题，那就是便秘已经四五年了，三四天才排便1次，每次大便还特少、特干硬，像石头一样，甚至有时候七八天才排1次，不得已只能借助开塞露。

这位同学最后给小叔留言说，她现在最想解决的就是肥胖问题，希望可以减重 20 斤。

文小叔说："想减肥可以，但你必须答应小叔 3 件事，如果做不到，小叔是不会给你推荐任何方子的。"

她马上答应："只要能够减肥成功，别说 3 件事，就是一万件事我也答应。"

文小叔说："那好，有这个决心很好。第一，戒掉一切垃圾食品，包括奶茶、甜品，以及各种酸奶、牛奶。第二，减少肉的摄入量。可以不用完全吃素食，但 1 周只能吃 2 次肉，1次不超过一两，尤其是晚上不能吃肉，可以喝粥。每餐只能吃七分饱。第三，每天必须抽出 1～2 小时来进行适当运动，不要求做到大汗淋漓，至少要微微出汗，可以快步走、打球等。"

这位同学说："这三点好办，我一定做到。但方子呢？希望小叔给我推荐的方子最好是中成药，因为我在学校不好煎药。"

小叔说："放心吧，小叔给你推荐的这个方子不仅可以让你成功减肥，还可以搞定你的痘痘，更能解决你的便秘问题，让你脱胎换骨，重获新生。"

同学听了心花怒放，似乎已经减肥成功了，迫不及待地说："快告诉我方子吧，小叔。"

于是小叔把枳实导滞丸推荐给了她。

效果如何呢？非常好！这位同学说，才服用1天，第二天排便就很顺利，太让她惊讶了。服用1周后，已经四五年没有成形的大便终于成形，而且排便很轻松，体重也少了6斤。她脸上的痘痘也有减退的迹象，两颊的痘痘变小了好多，有一部分已经在不知不觉间化成痘印了。

这是因为对症了。她信心满满，又服用了1周，脸上的痘痘几乎全部消失。这期间，大便非常正常，一两天1次，关键是不黏马桶，体重又减了5斤！

服用1个月后，她成功减掉22斤。

她不再便秘，脸上的痘痘也彻底消失了。整个人脱胎换骨，有一次跟妈妈视频，妈妈都快认不出她来了。减肥成功后，她变得自信开朗了，也更加青春靓丽了，与同学相处融洽，参加了好多社团活动，还成功竞选为系学生会副主席。

她说："小叔，您改变了我的人生，我把您的公众号推荐给了很多同学，现在我的室友和班里一大半同学，全是你的'粉丝'了。你为中医文化做的传播真的是有目共睹，我要向你学习。"

小叔说："举手之劳，何足挂齿。你有今天完全是你自己的改变，从骨子里的改变，是你自己努力的结果。"

她又问："小叔，我很好奇，为什么枳实导滞丸可以同时解决我的三大问题呢？既减肥成功，还治好了痘痘，更治好

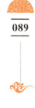

了便秘,太神奇了。"

小叔说:"你的痘痘其实是便秘引发的。你的便秘又是大肠湿热导致的,因为吃了太多肉,导致湿热一直盘踞在大肠,大肠失去了活力,蠕动力下降,但你没有注意,继续摄入更多会产生湿热的肉食进去,最后大肠彻底罢工了,于是就便秘了。"

同学问:"便秘了为什么会产生痘痘呢?我记得我是在便秘1年左右突然爆痘的,好吓人,几乎要毁容了。"

文小叔解释:"肺与大肠相表里,大肠里面有湿热,大肠不通了,热就要反冲到肺里。肺又主皮毛,肺有湿热了,本想通过大肠排出去,但大肠不通了,只能通过皮肤去泄这个热,所以表现出来就是皮肤病,最常见的就是痤疮、湿疹、荨麻疹。"

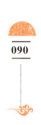

同学很好学,继续追问:"枳实导滞丸里面的药都有什么作用,小叔可以给我说说吗?万一朋友有需要,我也好推荐推荐,但又怕推荐错了,所以请小叔再给我说说这个方子里面各种药的作用。"

小叔说:"枳实导滞丸这个方子由以下几味药组成:枳实、大黄、黄连、黄芩、白术、茯苓、泽泻、六神曲。"

"这个方子中,枳实与大黄是治标的,你的痘痘与肥胖都是便秘引发的,你的便秘又是湿热导致的,所以需要用大黄来清热通便,然后借助枳实破气下气的力量,摧枯拉朽般地把大肠里面的积食、痰湿、瘀血统统排出体外。这个积实可以利七冲之门，整个消化道的关口只要堵了它都可以通开。大黄又可以推陈出新，与积实合用，简直是湿热便秘患者的救星。"

"然后，再用黄连与黄芩辅助大黄，进一步清理肠道里面的热。只要大肠里面的热没了，大便就不会干硬了。"

"但这个热是从哪里来的呢？一方面是积食化热，你吃了太多的肉，没有消化，积在肠道，慢慢瘀滞成热。另外，湿气也会化热，这些肉食与你吃进去的甜品会化成痰湿，湿气久了也会化热。所以要彻底消除热还要消积食，祛湿气。"

"消积食就用六神曲，它是消食药，与焦麦芽、焦山楂一起称之为焦三仙。"

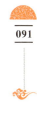

091

"那如何把肠道里面的湿气去掉呢？这里用了三味药：白术、茯苓、泽泻，标本兼治。白术健脾祛湿，治本，因为脾是湿气的来源，脾主运化，只有加强脾的运化，我们吃进去的食物、喝进去的水才不会变成湿气。茯苓与泽泻直接利水祛湿，把身体里面多余的水湿直接通过小便利出去，这个是治标。"

"白术与前面的积实搭配，其实就是减肥妙药，一个健脾，治本；一个消食导滞通肠道，治标。"

同学听完小叔的话，似懂非懂，说："小叔，你知道我们为什么这么喜欢看你的文章吗？中医养生类的公众号很多，为什么我们就喜欢听文小叔说呢？我也问过我的同学，她们的回答与我一样，那就是你的文章太亲切、太有趣、太通俗易懂了，看你的文章比看小说、追剧还有趣，看了还想看，看十遍百遍也不厌倦。"

小叔说："谢谢你们的厚爱，小叔会再接再厉，让中医更美、更有趣、更贴近生活。"

枳实导滞丸，减肥妙方，送给吃肉太多、身体肥胖又大便干结的人，如果你同时还有痘痘，那这个方子简直就是为你量身定做的。

温馨提示：如果你是水胖，吃肉很少，喝水都胖，就不适合用这个方子；如果是气虚导致的便秘，也不适合。

一般服用 1 周就会有效果，如果没有就是不对症，就不要服用了。

苏合香丸

中医并不是"慢郎中"，其中有很多救命良药，如安宫牛黄丸、速效救心丸，这两款药名气很大，因为救过很多人的命。

下面小叔再介绍一个救命良药，虽然这个方子流传了千年，但现代人几乎快把它遗忘了。这个救命良药的重要性与安宫牛黄丸平分秋色，也是针对中风的，不同的是安宫牛黄丸针对的是热证中风，这个方子针对的是寒证中风。中医讲疾病分寒证、热证，中风也是如此。

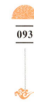

家里有老人的，一定要学会这个方子，因为寒证中风通常会发生在老人身上。老人的身体通常是一个外寒加里寒的格局。每到冬天，因为受寒而中风的老人很多，很多人甚至因此终身残疾。

"资深"中医爱好者应该知道，这个专门针对受寒引发的中风的名方叫作苏合香丸。这个方子出自宋代的《太平惠民和剂局方》。民国时期的四大名医之一孔伯华用苏合香丸用得炉火纯青，用这个方子挽救了很多中风患者。孔伯华老前辈还把苏合香丸用在治疗心脑血管病上,效果也非常好。

苏合香丸的配方成分:苏合香、冰片、麝香、安息香、青木香、香附、白檀香、丁香、沉香、荜茇、乳香、白术、诃黎勒、朱砂、水牛角。

接下来,我们来分析一下这个方子的独特之处,为什么能够治疗中风。

看这个方子的成分,你的第一感觉是什么呢?

对,就是各种"香"。这个方子的成分除了朱砂与水牛角,都有一个共同的显著特点——香。这是一份香飘十里的"香料大餐"。

为什么要用这么多香味十足的药呢?因为中医认为,辛香的药物都有一个非常强大的功效,那就是芳香开窍。中风最大的特点就是九窍闭塞,神志不清,甚至不省人事。要想恢复人的神志,必须要开窍醒神。

既然这个方子叫作苏合香丸,那么,其绝对的君药就是苏合香。苏合香是一种苏合香树的树脂,散发出一种非常奇异的香味,如果说麝香是"动物香之最",那么苏合香就是"木香之最"。

那这里为什么不用麝香来做君药呢?麝香也是开窍圣药,走窜力强大,无所不到,可以香到骨子里,可以游走到身体任何一个毛孔。很多救急的药中都有麝香,如安宫牛黄丸、麝香保心丸。

麝香其实是臭到了极致，所谓"物极必反"，反而变成了香。麝香耗气的力度也很大，孕妇是不能闻的，气虚的人也消受不起。

这里之所以用苏合香做主药，是因为它有辛温发散风寒的作用，而麝香主要的作用是开窍，散寒的作用不强。

除了麝香，协助苏合香来开窍醒神的还有冰片和安息香。速效救心丸中也有冰片，冰片走窜的速度很快，能够快速把药性带到身体需要的地方。

这些香气袭人的药材都具有开窍醒神的功效，用在这里还有一个作用就是消除中风患者身体里面的陈年痰浊。这些痰浊是白色的，是寒痰，是多年寒湿凝聚的结果。芳香可以化湿，可以除秽，让身体里面清爽起来。寒证中风的一个病因就是寒痰太多了，这些寒痰阻塞了经络、血脉，迷了心脑，所以导致神志不清。

这些芳香的药材一方面可以行气，行气就可以化痰，气行则痰消；另一方面，这些芳香的药还可以祛湿，湿气是痰的来源，湿气聚集多了就会形成痰。同时，芳香的药还可以活血，行气就是活血。气行血活，人就会苏醒过来。另外，芳香的药还可以健脾，让脾胃振奋起来，脾胃是生痰之源，脾胃运化提高了，痰自然就少了。

最关键的一点是，人在中风不省人事的时候，有形之血是不能速生的，这个时候不能补血，那能做什么呢？既然是

095

闭症,九窍闭住了,当务之急自然就是行气了。因为无形之气可以速生,只要气行起来了,气就可以带动血。

这里面的药材几乎都有行气的作用。

治疗寒证中风第一要务是开窍,第二要务是散寒,让身体温暖起来。因为是寒证中风,所以一方面我们要驱散表寒,另一方面要温暖五脏,让五脏里的寒气散掉。

这里的木香与香附可以暖肝,让肝气振奋,让肝阳生发,肝主生发,是最具生命力的象征,肝气起来了,中风就好了一半。

白檀香、丁香、沉香、荜茇这四味药可以暖心暖胃。沉香让呼吸绵长,增强肾气,让肾暖起来。这四味药都可以散寒,乳香还可以行气止痛——寒则凝聚,不通则痛。

为什么要用一点儿白术呢?一方面,白术也是香味的药,另一方面,白术可以补气健脾。因为这个方子行气的药太多了,难免会耗气,所以稍微用一点儿白术来反佐一下,稍稍补补正气,如果气虚严重,可能还要加上人参。

诃黎勒又是什么呢?为什么要用这个药呢?这个药名是古代的称呼,现在又叫诃子。这味药也是佐药,用在这里就是解决气滞的问题。因为中风气机不通,气机会壅塞,所以用诃黎勒来疏通气机,同时消食。因为很多人的寒证中风,就是因为吃多了寒凉的食物引发的。

至于朱砂与水牛角,则起重镇安神的作用。中风会让患者心神涣散,痰迷心窍,要想心神归来并安定,就要用到这两味药。朱砂是矿物质药,有小毒;这里水牛角替代了犀牛角,因为犀牛是国家保护动物,同样水牛角也有安神的作用。

这就是治疗寒证中风的苏合香丸,集极品芳香药材一同奏响芳香开窍、行气散寒的乐章。

最后说一下苏合香丸怎么使用。正如不是所有的中风都可以用安宫牛黄丸一样,也不是所有的中风都可以用苏合香丸,苏合香丸只适合寒证中风。

寒证中风有什么特点呢?

首先是全身怕冷,尤其是四肢厥冷,冷得像冰坨子一样。其次就是面色苍白,毫无血色,热证中风的人会满脸通红。然后是流口水,清口水,如果没有昏迷,一定要看舌苔,舌苔一定是白厚的,不能是红的。白厚说明寒湿很重。如果有痰,痰也一定是白痰。

以下几种情况属于寒证中风的概率较大:冬泳或洗冷水澡突然中风的;在外面吹了风、淋了雨突然中风的;吃了很多肥甘厚腻的食物(如红烧肉)突然中风的;吃了很多冰镇食物突然中风的,如冰西瓜、冰牛奶等。平时就有很多白痰,有老慢支(老年人慢性支气管炎)的,又全身怕冷,突发中风,可能属于寒证中风。

切记不要把这个药当作保健品,它只是用来救急的。

家里有老人的可以常备。

桂枝茯苓丸

小叔学中医以来，最大的乐趣就是通过朋友的反馈，发现一些秘方，每当这时，一种喜悦与成就感就油然而生，我们的中医真是一个"大宝库"，每一个中医爱好者都可以在这个宝库里找到属于自己的宝藏……

下面小叔介绍的这个秘方是什么呢？它其实不算什么秘方，是"医圣"张仲景专为女性朋友打造的，小叔曾经专门写过好几篇文章来论述这个方子，它可以调理很多妇科疾病，如子宫肌瘤、痛经、卵巢囊肿等。

用这个方子治疗"富贵包"，可能很多人并不知道，小叔也是通过朋友的反馈，了解到这个方子原来可以治疗"富贵包"。

"富贵包"虽然不像传说中的那么可怕，但也不会让你富贵。之所以称它为"富贵包"，是因为之前觉得只有富人才会有，因为富人吃得太好，每天肥甘厚味，山珍海味，又很少运动，所以容易长"富贵包"。

现在人人都称得上"富人"了，不是说每个人的收入都很

高,而是在当今社会,想吃点儿什么都很容易了,生猛海鲜人人都吃得起了。唯一不变的是依然懒得运动,甚至比古人运动更少,久坐一族比比皆是,又加上电脑与手机的普及,随处可见"低头族",他们是长"富贵包"最大的群体。

总之,你要是满足了这 4 个条件,"富贵包"就容易找上你。

1.喜欢吃大餐,无肉不欢。

2.从来不运动,身体比较肥胖。

3.整天低头看手机。

4.喜欢吹空调。

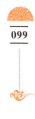

"富贵包"到底是什么呢?就是长在我们脖子后面,颈椎与胸椎的交接处的一个鼓包,这个鼓包摸起来软软的,长的位置对应一个非常重要的穴位——大椎穴。

大椎穴是一个排寒的通道,也是最容易积聚寒气的穴位。风寒感冒初期就可以艾灸大椎穴,或热敷大椎穴,让大椎穴温暖起来,让大椎穴气血流动加速,然后排出寒气。

大椎穴特别容易堵,为什么呢?因为大椎穴是上下左右气血交换的枢纽,相当于十字路口。十字路口人来人往,车水马龙,最容易堵车。大椎穴同样如此,头部的气血与身体的气血上下对流,左边的气血与右边的气血相互交换,很容易瘀堵。

而且大椎穴有七条经络经过,这七条经络分别是主一身阳气的督脉与膀胱经,还有胃经、胆经,以及大肠经、小肠经、三焦经。

我们可以想象一下,本来这个地方就狭窄,这么多的经络都要经过狭窄的大椎穴,如果不及时疏通,还每天给大椎穴"添堵",慢慢地,大椎穴就不通了,瘀滞了,从而生出"富贵包"。

我们经常做的事情,如胡吃海塞就会让痰湿堵在大椎穴,加上久坐不动,气血循环就会缓慢,大椎穴气血流动就慢,容易堵,再加之长期低头,大椎穴就更容易堵了。如果吹空调,血脉受寒收引,寒则凝滞,则堵上加堵。所以这个时代的人,长"富贵包"的很多。

那么有没有方子可以调理"富贵包"呢?

话说小叔的这位朋友,有妇科病,小叔就推荐她服用张仲景的中成药桂枝茯苓丸,万万没想到,这个桂枝茯苓丸"歪打正着",让她的"富贵包"变小、变软了。

是的,你没有看错,治疗妇科病的桂枝茯苓丸可以调理"富贵包"。

为什么桂枝茯苓丸可以调理"富贵包"呢?我们来看一下桂枝茯苓丸的配方成分:桂枝、茯苓、牡丹皮、赤芍、桃仁。

前面说过,"富贵包"主要是气滞血瘀导致的鼓包,受寒是最主要的病因。天地万物都一样,只要受寒就会收缩,通道就会变窄,我们的经络、血脉也如此。

桂枝茯苓丸中最主要的就是桂枝,桂枝是最具阳气的一味药,一方面可以直接把阳气打到大椎穴,把大椎穴这个地方的寒气祛除,让大椎穴气血恢复正常流动;另一方面,桂枝可以通心阳,强壮心脏,心主血脉,心脏强大了,全身上下各个地方的血脉都会通畅,心脏强大了,大椎穴这个位置的血脉自然更容易通畅。阴成形,阳化气。如果说"富贵包"就是阴成形的产物,那么就需要桂枝这个阳化气来消除。

那已经形成的瘀滞如何处理呢?活血化瘀。这个方子中的赤芍、牡丹皮、桃仁都是活血化瘀的药。把瘀血化掉后,再用茯苓来祛湿,把这个瘀血慢慢排出去,这就是桂枝茯苓丸调理"富贵包"的原理。

自从小叔知道了这个秘方后,遇到有"富贵包"的朋友就会推荐两个方法,第一个是服用中成药桂枝茯苓丸;第二个是外治法,即艾灸,找一位专业的艾灸师,为你艾灸大椎穴,每次半小时,坚持1个月。这样内外一起调理,"富贵包"慢慢就消失了。

为什么艾灸大椎穴也有效果呢?道理是一样的,艾叶是纯阳之草,专门攻克纯阴之病,"富贵包"是阴成形的产物,艾叶可以阳化气。艾灸可以把大椎穴这个地方的经络疏通,激活气血,通畅血脉,让新的气血进来攻克"富贵包"。

左金丸

《金匮要略》中有"见肝之病，知肝传脾"。

有位朋友，还不到 30 岁，有将近 10 年的慢性胃病史，经常胃痛、胃胀、吐酸水，嘴里也是整天发酸、发苦，基本吃不下饭，每天只能喝点儿白粥，所以身高一米八的小伙子只有 120 斤，整个人很消瘦。

为了治疗胃病，他也是想尽各种办法，住院打过吊瓶，也连续吃过半年中药，什么养胃的饼干、保健品更是不断，但就是治疗一阵好一阵，过段时间又会反复。

近期，他的胃病又犯了，因为之前坚持喝中药两个多月，这次的症状倒不是很明显，就是每天早晨起床时感觉嘴里发苦，总想吐酸水，却又吐不出来。

虽然症状不是很严重，但这样也令他很苦恼，于是他找出了之前吃过的很多中成药，如香砂养胃丸、理中丸、胃泰颗粒等，吃了一段时间，没有好转，于是找小叔求助。

我仔细询问他的情况，得知这次犯胃病是因为生气导致的，现在除了晨起口苦、想吐酸水、嘴里发酸以外，还感觉两侧胁肋部不太舒服，胀得难受。

我便告诉他："你的胃病根源找到了，就是肝火犯胃。"

肝气太旺盛，没有得到宣发，在体内化成了一股火，木克土，肝火自然克伐脾土，导致胃失和降，所以才会出现呕恶、吞酸、口苦的症状。

肝的经脉在两侧胁肋部经过，肝火旺盛，会导致胁肋胀痛。

当务之急是清泻肝火，消除疾病之源，否则服用健脾胃的药也是白搭。

我建议他服用左金丸，暂停其他健脾的药。

左金丸是什么药呢？

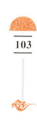

左金丸，又名回令丸，出自《丹溪心法》，古籍描述它是治疗肝火犯胃的要药。

左金丸的组成也非常简单，只有黄连和吴茱萸两味药，关键是黄连和吴茱萸的比例特殊，按 6：1 的比例做成丸药，每次服用 3～6 克，每日 2 次。

这位朋友按照我说的，让药店给做了两周的丸药并按时服用。

结果两周的药还没等吃完，他的胃病就好了，胁肋胀痛的感觉也消失了，直呼中医太神奇了。

那左金丸到底有什么神奇之处呢？

下面,我们来仔细分析一下左金丸的成分。

首先说一下黄连这味药。要说起喝中药的滋味,百分之八九十的人肯定会说中药太苦了。虽然不是所有的中药都是苦的,但苦味的中药确实是让人印象深刻。

苦味的药都有一个特性,就是苦寒清热,那么黄连也不例外,甚至还是苦寒药的代表。

黄连,味苦,性寒,归心、脾、胃、肝、胆、大肠经,具有清热燥湿、泻火解毒的功效。

左金丸为清降肝火之剂,却选用了擅入心经的黄连为君药,此乃"实则泻其子之法"的具体体现。

黄连清泻肝火,使肝火得清,自不横逆犯胃;而黄连又善清泻胃热,胃火降则其气自和。

如《本草纲目》中所说"黄连大苦大寒,用之降火燥湿,中病即当止"。

有黄连这味苦寒清热的药,肝火、胃火导致的嘈杂吞酸、呕吐口苦很快就能消失。

但黄连性味苦寒,容易损伤脾胃阳气,该怎么办呢?

此时性温热的吴茱萸就能派上用场了。吴茱萸在此方占的比例虽然小,却不可或缺。

吴茱萸在此有以下 4 大妙用。

1. 吴茱萸可以疏肝解郁,使肝气调达,郁结得开,肝火不得继续化热。

2.吴茱萸性辛热,可以反佐黄连,避免黄连的苦寒直接损伤脾胃阳气。

3.吴茱萸味厚下气,可以借助往下的气降逆胃气,胃气降逆,呕恶自止。

4.吴茱萸入肝经,可以当作引经药,引黄连入肝经,清肝火。

黄连和吴茱萸两味药,寒热相合,升降有序,肝胃同治,泻火而不至凉遏,降逆而不碍火郁,相反相成,使肝火得清,胃气得降,则诸症自愈。

左金丸不仅可用于治疗以胁肋胀痛、呕吐口苦、嘈杂吞酸等为表现的肝火犯胃证,现代研究,左金丸还适用于急慢性胃炎、食管炎、胃溃疡等证属肝火犯胃的患者。

参苓白术散

大家是不是有过这样的感受，当你去看中医的时候，伸出舌头，大夫十有八九会对你说："你的湿气很重。"十多前年，我们还不知道湿气为何物，那时候的人也不会把"减肥"天天挂在嘴上，而如今"减肥大军"逐渐庞大，"祛湿队伍"也日渐壮大。

中医有一句话："千寒易去，一湿难除"，就是形容湿邪的顽固程度。中医常说的六邪指的就是风、寒、暑、湿、燥、火。

湿邪可谓六邪中最厉害的，它的厉害之处在于不张扬，悄悄地、慢慢地入侵你的身体，让你浑然不知，等你发现了就已经晚了。那时，它已经攻克了你的脾胃，占据了你的五脏六腑，弥漫在你身体的每一条经络、每一个穴位。而且，湿邪从来不"孤军奋战"，它会请来"帮手"，与风邪结合就是风湿，与寒邪结合就是寒湿，与火邪结合就是湿热。

文小叔帮大家捋一捋，湿气重会有哪些表现。

我们先说头。湿气重的人头发经常是油腻腻的，像打了发胶一样，几天不洗可以捋成一缕。可能还会脱发，就像一块地,肥料多了,庄稼被熏死了,这就是所谓的脂溢性脱发。除了头发油,还感觉头很重,如一块湿布包裹住了头一样,懵懵的,早上起不来,时刻都想睡觉。

对于湿气重的人来说,别人出的是汗,他出的是油,一天到晚脸上油光可鉴。他们为此烦恼不已,都不敢出门。脸上会长很多痘痘,这种痘痘的颜色比较暗沉,特别不容易消除。如果只是因为上火长的痘痘,一两天就会自动消失。

再看舌头,伸出来水滑水滑的,舌苔厚厚的,舌头又胖又大,边缘还有齿痕。湿气重的人早上起来刷牙会恶心,一天到晚总觉得嗓子有什么东西堵着,咽不下去也吐不出来。

湿气重的人胃口不好,吃什么都不香,别人吃饭时在狼吞虎咽,他在一粒一粒地夹着米饭,慢吞吞地放进嘴里。吃一点儿生冷寒凉的水果就堵在那,下不去。因为湿气困脾,湿气把脾胃困住了。

107

湿气重的人会有口臭,确切地说是胃臭,是胃肠里的食物一直消化不了,堆在那里发酵,这个腐败的浊气往上走,自然就臭了。所以,调理口臭重点在调理脾胃。

湿气重的人不仅有口臭,全身的体味都非常重。

湿气重的人二便不爽。夏天的时候腹泻,一天要跑好几次厕所,即使不腹泻,大便也特别黏腻,臭气熏天,马桶怎么冲也冲不干净,必须借助马桶刷和洁厕灵。小便浑浊,尿色发黄,要么小便频繁,尤其是起夜,一晚上要好几次。还有的人会阴囊潮湿或阴囊坠胀。

湿气重的人膝盖会痛，双腿乏力，他们的习惯是：能躺着绝不坐着，能坐着绝不站着。湿气重的人会有脚气，脚汗特别多，袜子一脱，一屋子人都受不了那个味。有的人还会痛风，就是脚趾头里面像电钻一样钻着痛。这些都由湿热下注所致。

湿气重的人总有吐不完的痰，早上起来刷牙恶心呕吐，但又吐不出什么。

湿气重的人还会有眼袋，身体容易水肿，用手按一下，根本起不来。

湿气重的人会得各种皮肤病，如湿疹、荨麻疹、带状疱疹。

湿气重的男性可能会阴囊瘙痒，女性阴痒、白带异常等。

以上就是文小叔总结的各种湿气重的表现，大家可以对照自己的身体情况，如果有好几条符合，那你的身体必然有湿邪了。

接下来，文小叔要介绍的就是祛湿的中成药——参苓白术散。

我们先看参苓白术散的配方成分：人参、白术、茯苓、甘草、山药、莲子、薏苡仁、砂仁、桔梗、白扁豆。

这个方子有什么妙处？我们先来思考，祛湿的本质到底是什么。湿为阴邪，阴邪需要阳气来化，所以祛湿的本质是扶阳。

为什么人身体中的湿气会越聚越多？因为运化出了问题。谁主运化？脾主运化。脾一旦运化起来，它的升清降浊功能就会得到充分发挥，浊气往下降，清阳往上升，使头脑清爽，身体轻盈，湿气荡然无存。所以祛湿的关键在于健脾。脾胃属土，兵来将挡，水来土掩，土能克水。

祛湿的本质是扶阳，祛湿的关键是健脾，在这个方子中谁来扶阳，谁来健脾呢？

靠四位君子的齐心协力，通力合作，各司其职，共同完成健脾扶阳的重任。这四味君子是：人参、白术、茯苓、甘草，名曰：四君子汤。

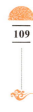

四君子汤是健脾第一方，又是补气第一方，补气就是扶阳，气为阳，血为阴。

人参，这里应该是党参，补一身之气，与黄芪有异曲同工之妙。党参味甘，尤其善于补脾胃之气。白术与茯苓是健脾祛湿的黄金搭档，白术可以加强脾胃的气化功能，主升，茯苓把身上的水湿通过小便的形式往下利出去，主降浊。这一升一降，脾胃这个轮子就运转起来了。甘草，调和诸药。

四君子汤解决了祛湿的根本，接下来就好办了，解决了主要矛盾，我们再来解决次要矛盾。

党参补气太单一了，于是找来桔梗帮忙，桔梗的药性往上走,可以把气机往上提,对气虚的人尤其有益。湿气重的人还有痰,桔梗可以化痰。桔梗还可以宣肺,补益肺气,肺气足了,毛孔的开合功能才会强大,这样水湿更容易被宣化出去。

白术健脾有些孤单,于是叫来"小伙伴"白扁豆与山药来协助。白扁豆也是健脾的,同时还有止泻的作用,很多脾虚湿气重的人都有慢性腹泻、便溏,白扁豆就可以解决。为什么要用山药呢?因为健脾需要消耗气血,而山药直接补脾,补足气血。

又是党参、桔梗,又是白术、山药,补太过了怎么办?不怕,有砂仁来帮忙。砂仁可以理气,把补进去的气理得顺顺当当的,从而避免气滞。我们知道脾有一个特点,特别喜欢芳香,芳香可以醒脾,把慵懒的脾胃叫醒,让脾胃精神抖擞。而砂仁有一股特殊的芳香,能打开人的胃口,增加食欲。

这边在补,那边在漏也不行,于是又加了一点儿莲子。莲子可以健脾、固肾,有止泻、止遗、止带的作用,说白了,与芡实一样,有一种很强的固涩、封藏能力,让身体的精华物质不白白流失。

最后,茯苓渗湿。身体水湿太多,茯苓"单打独斗"难免寡不敌众,于是叫来力道更猛的薏苡仁。薏苡仁一来,那架势,把水湿吓得望风而逃。我们知道薏苡仁是寒凉的,但用在这个方子里完全不用担心,因为有了配伍,薏苡仁的寒凉完全被中和掉了,只剩下利水的作用了,而且这里的薏苡仁也不是主角,只是小小的配角。

这就是主打祛湿的中成药——参苓白术散,它出自宋朝《太平惠民和剂局方》。这本医典蕴藏了太多的名方,如逍遥丸、四物汤、四君子汤、香砂六君丸、八珍汤、十全大补丸等。

所以,我们有理由相信,参苓白术散亦非同凡响。

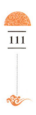

复方石韦片

相对于男性，女性由于特殊的生理结构，更容易发生尿路感染。向小叔咨询尿路感染的人中百分之七十是女性。得了尿路感染怎么办呢？估计大多数人第一时间会想到用抗生素，可是用抗生素不能断根，过一段时间又复发了，反反复复，很折腾人。

例如，江苏的一位大姐，隔三岔五就会尿路感染，出现尿急、尿痛、尿频的症状，还伴随着阴部瘙痒，每次去医院，医生开的都是抗生素，起初效果还很好，慢慢地，效果就不明显了。大姐实在受不了抗生素了，每次服用完抗生素，一天下来胃口都不舒服，因为抗生素很寒凉，很伤脾胃和阳气，关键是还不能解决尿路感染的根本问题，只针对细菌、真菌、病毒等。要知道，引起尿路感染的根本原因不是细菌、真菌，而是湿热。

为什么有的人总是尿路感染呢？不是因为身体内的细菌多，而是身体里面的湿热多，湿热容易产生细菌，没有湿热，细菌自然就不找你了。所以，对于尿路感染，杀细菌是治标，清理身体的湿热才是治本。

这位大姐向小叔咨询有没有中医的方法可以解决她反反复复的尿路感染问题，于是小叔根据大姐的描述给出了建议。按照小叔的建议，这位大姐开始治疗。过了一段时间，大姐反馈说，效果很好，多年反反复复的尿路感染问题终于被解决了，意外的是，尿路结石还消失了。

尿路感染与尿路结石都是湿热的产物。

电话咨询时，小叔只是给出一些调理建议，推荐了一些中成药。针对大姐的尿路感染，小叔推荐的是复方石韦片。

其实，治疗尿路感染的中成药挺多的，小叔为什么推荐复方石韦片呢？因为这个中成药的配伍非常简单，虽然简单但很精妙，更主要的是，这个方子不伤正气。

113

大多数治疗尿路感染的中成药都是清热利湿的药，比较苦寒，同时很容易消耗正气，气虚的人服用后会更加气虚，感觉很乏力，复方石韦片就不同了，它兼顾扶正与祛邪，有补有泄。

大姐服用了 1 周，尿路感染就好了，从此再也没有复发过，更让她意外的是，有一次去医院体检，发现结石也没有了！

复方石韦片的配伍成分：石韦、萹蓄、苦参、黄芪。

看到这，大家可能有些疑问，这么简简单单四味药，就能治好尿路感染？还能把结石也消掉？

那我们接下来就解读下这个方子。

前面说过，湿热是导致尿路感染的主要原因，会阻碍身体的气机，气机运行不畅，就会出现小便不利，即小便不像以前那么畅快，总有一种想尿又尿不出来的感觉，这是湿热阻碍尿路气机的缘故。

因为有热，所以会尿黄。因为这个热发展到一定程度就会灼烧尿道，所以患者会觉得尿道火烧火燎，有一种热辣辣的疼痛感。如果这个热邪进一步灼烧尿道里面的血脉，就会出现尿血，中医叫作血淋。

所以，治疗尿路感染，归根结底是要消除身体里面的湿热。

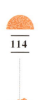

114

我们先来看这个方子里面的石韦。石韦主要走膀胱经、肺经，还有小肠经。可以清理肺和小肠里面的湿热，更主要的是清理膀胱里面的湿热。膀胱里面的湿热最容易引发尿路感染。石韦有一种特殊的本领，特别善于把膀胱里面的湿邪清理掉。服用石韦后，小便特别畅快，没有一点儿艰涩之感。中医把这种功效叫作利尿通淋。

把膀胱比作水库，水库容易滋生湿热，如果连续几天小便不利，膀胱就会滋生湿热。石韦的作用就好比开闸放水，把膀胱的湿邪清理掉。闸门一开，水就奔腾而下，冲刷膀胱、尿道，把尿道里面的瘀滞，如结石，统统冲刷掉。这就是石韦既能够治疗尿路感染，又能够消除尿路结石的原因。

石韦用在这个方子里还有一个好处，那就是解决肺里面的湿热。肺里面的湿热一定会转移到膀胱，会加剧膀胱的湿热，同样会导致尿路感染。肺与膀胱相别通，石韦可以断绝膀胱湿热的来源。

石韦是这个方子的灵魂所在。那萹蓄又有什么作用？萹蓄的作用跟石韦一样，也是利尿通淋，只不过力量弱一些。如果说石韦是"大哥"，那萹蓄就是"小弟"，萹蓄是用来协助石韦的，它们一起完成利尿通淋、清理膀胱湿邪的使命。

解决了湿邪，接下来就要处理热邪了，其实，只要搞定了湿邪，再搞定热邪就容易多了，半数情况的热邪会随着湿邪一起消失，也就是说，利湿的同时就会把热邪清理一大半。湿邪也是导致热邪的原因之一，湿而化热，湿气聚集久了就会化热，所以清理湿邪是最主要的。

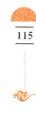

115

热邪虽然不是最主要的，但也要清理，用哪味药呢？这个方子用的是苦参。苦参是四大苦药之一，又苦又寒，如果说石韦与萹蓄是微微寒的话，苦参就是大寒了。大寒清理大热，可以迅速把膀胱里面的热清理掉。

那么问题来了，苦参这么苦寒，苦寒败胃，又消耗阳气，再加之石韦与萹蓄利尿通淋，身体的整个气机一下子就会往下走，正气足的人还好，气虚的人怎么办呢？又想清理膀胱的湿热解决尿路感染问题，又不想伤害自己的正气，怎么办？

这个时候，黄芪登场了。黄芪作为"正义代表"，时时刻刻为身体的正气保驾护航，身体虚弱的人都可以用黄芪，只要服用过于苦寒下泄的药都可以用黄芪来弥补。黄芪补气第一，扶正力度最好，刚好可以弥补前面三味药带来的伤害。这就好比前面三味药正在前线打仗，黄芪就在后面时刻保障后勤补给。这样打起仗来才会更持久，更有力度。

更妙的是，黄芪在这个方子里不仅仅是强壮正气，它本身也可以作战，也可以利水消肿。中医有一句话"气行则水行"，当我们身体的正气充足的时候，气机流动顺畅，这样身体里面的湿邪就容易被清理。如果身体正气不足，如气虚的人身体就容易有湿邪，容易水肿。还有，如果气不足，小便也会不利，就会滴答滴答的，排尿无力。排尿无力也容易导致尿路感染。所以，无论如何都需要一股力，这股力就是中医所说的"气"，气足则力足。

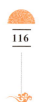

这股气、这股力谁来给？就是黄芪。

所以黄芪用在这里真乃妙极。

这就是治疗尿路感染的中成药——复方石韦片。石韦与萹蓄搞定湿邪，利尿通淋，苦参搞定热邪，黄芪补充正气，四味药兵分三路，团结一致，齐心协力完成治疗尿路感染的重任。

唯一不足的是，这个方子欠缺一味滋阴的药，因为过度利尿也会伤及我们的阴分。不过已经很好了，这个世界上完美的事情太少。

八味锡类散

关于口腔溃疡的调理，小叔介绍过很多方子。比如：用吴茱萸敷脚心；张仲景的方子甘草泻心汤；也有调理虚火上炎的引火汤。这些方子的效果都不错。下面小叔又要向大家介绍一款"神药"，这神奇之处在于不用内服，直接敷在溃疡处，最快第二天就见效。

小叔的"粉丝"中有很多宝妈，她们最头疼的事就是宝宝生病时不愿意吃药。宝宝得了口腔溃疡，疼得哇哇叫也不肯吃药，宝妈看着心疼，又无可奈何。自从有了这款"神药"，宝妈们再也不用担心宝宝得口腔溃疡了，因为用它涂抹一下，口腔溃疡就奇迹般地好了。

要知道，得了口腔溃疡，宝宝连粥都不敢喝，因为很疼。

不瞒你们，小叔把这款"神药"推荐给了好多朋友，她们都惊呼这款药治疗口腔溃疡的效果很好，而且不用内服，不用担心副作用。

一位山东的宝妈，她的宝宝6岁，因为爱吃肉，可能有些积食，经常得口腔溃疡。因为这位宝妈自己也有过得口腔溃疡的经历,当时就是用张仲景的方子——甘草泻心汤,服用5天治好的。于是,她信心满满地按照甘草泻心汤的组成把中药买回来熬给宝宝喝。哪知宝宝喝了一口就吐出来了,然后就跑开了,捂着嘴巴说不喝不喝。宝妈在后面追着喂,但宝宝就是不喝。

如果不喝药,口腔溃疡就好不了,好不了就吃不下饭,只能一边哭一边勉强喝点儿小米粥,几天下来,宝宝瘦了很多,幼儿园也不能去了,只能暂时在家休息。

无奈之下,这位宝妈求助小叔,问:"宝宝口腔溃疡,死活不愿意喝中药怎么办呢? 我又不愿意给他吃西药,小叔有没有不用吃药的方法?"

小叔立即把这款"神药"推荐给了这位宝妈。一般来说,调理疾病一定要辨证,要问详细情况,小叔为什么这么放心地把这款药推荐给她呢? 因为这款药仅仅是外敷,不需要内服,它是治标的,也就是说,不管是什么原因导致的口腔溃疡,都可以用。

于是,这位宝妈在晚上把药涂在了宝宝溃疡处,宝宝当时就觉得不疼了,安安稳稳睡了一觉,第二天起来竟然发现3个溃疡点有2个消失了,另外一个已经封住了口,变小很多。又涂抹了两天,口腔溃疡就完全消失了。

看到这,大家一定急于知道这"神药"到底是什么。它叫作锡类散,中成药叫作八味锡类散。

这个锡类散出自哪里呢？出自清朝名医尤怡的《金匮翼》，当时的名字叫作烂喉痧方，也就是说，这个方子最早是用于治疗喉咙疼痛的，后来的医者把这个方子发扬光大，用得炉火纯青，最后成了锡类散。

有人一看到这个名字，有些怕了，担心这个方子中有锡金属。其实，虽然名字叫作锡类散，但与锡金属一点儿关系都没有。

下面，请大家跟随小叔一起来分析一下这款"神药"：西瓜霜、寒水石、人工牛黄、珍珠、青黛、硼砂、硇砂、冰片。

这就是八味锡类散，由八味药组成。说心里话，这个方子没有特别的玄妙，也不复杂，都是清一色的寒凉药，似乎不存在什么配伍，可是为什么组合在一起就这么神奇呢？其实，小叔也没有完全想明白，但效果就是好。

119

这个方子有三大作用：清热解毒、消肿止痛、收敛生肌。

这清热解毒主要靠什么呢？靠的就是人工牛黄，牛黄是牛的胆结石，极苦，苦可以清热。配合牛黄一起来清热的还有西瓜霜，西瓜霜是咽喉妙药，咽喉红肿疼痛的时候用西瓜霜最好。

还有寒水石，一看这个名字就知道它是清热药。寒水石还有消肿止痛的作用，如喉咙肿大、扁桃体肿大，就可以用寒水石。

其实，这里面的药都有一些清热解毒的作用。如青黛，最主要的作用就是清血毒,当血液里有火毒的时候,比如有的人会有皮下紫癜,就可以用青黛。青黛还是调理白血病的一味良药。

硼砂也是清热的,与寒水石一样,也有消肿止痛的作用。

硇砂也是一种矿物质药,有收敛生肌的作用,珍珠粉也有同样的功效。什么是收敛生肌呢?就是把伤口收敛,慢慢变小,最后使其闭合。伤口不闭合的话,疮就好不了,还容易感染。闭合后,才能慢慢长出新的肌肉。

最后说一下冰片。这个方子之所以起效快,效果那么好,关键在于用了冰片。冰片是芳香药,可以开窍,药性善于行走,速度很快,能够快速把药性带到需要的部位,很快就能够打通部位的经络。为什么速效救心丸里面要用冰片?看中的就是冰片飞一般的速度。

这就是小叔分享给大家的"神药"——八味锡类散,涂抹一下就能轻轻松松搞定口腔溃疡。当然,这款药不仅仅适用于口腔溃疡,还可以用于各种蚊虫叮咬。

通宣理肺丸

治疗感冒的方子和中成药有很多，下面小叔介绍一款中成药，感冒初期用这款中成药效果很好，注意一定是感冒初期。

中医治疗感冒时，一定要辨证，最起码要分清是风寒还是风热感冒。但很多人分不清。那有没有好的办法，不需要太多辨证，只要感冒就可以服用的中成药呢？

接下来，小叔介绍的这款中成药就是这样的，不需要太多辨证，你只要抓住一点，在感冒初期，确定是因为着凉感冒的，就可以用这款中成药了。

其实，感冒大多数都是由受寒引起的，只是有的人，因为身体有湿热，很快就会风寒化热，还没有感觉到风寒的症状，就化热了，所以以为是风热感冒，本质上还是风寒引起的，只不过到了感冒的第二阶段——风寒化热，这个时候处理起来就稍稍复杂了一些。

这里，小叔就说简单的，只要是感冒初期，例如，上午感冒了,下午就可以用这款中成药,很快就会把感冒"扼杀"在萌芽状态之中。不要等感冒两三天后才用这个药,因为到那时就不一定效果好了。

这个感冒药是经典名方,叫作通宣理肺丸。

小叔亲自用过这款中成药。有一次,小叔被雨淋感冒了,没有太多的症状,就是流鼻涕,流清水一样的鼻涕,没完没了,一包纸巾很快就用完了,同时还伴随着有点儿头痛,就是后脑勺痛。小叔绝对不允许感冒持续 3 天以上,因为感冒时间长了可能就会发热。于是,小叔很快就去附近的药店买来了通宣理肺丸,只服用了 1 天,就不流清鼻涕了,头也不痛了。

有一次,小叔朋友的 6 岁宝宝感冒了,打喷嚏,流鼻涕,还有轻微的咳嗽,宝宝不喝汤药,宝妈又不愿意给孩子输液、吃西药。问有什么中成药可以服用。小叔毫不犹豫就推荐了通宣理肺丸,宝妈给孩子服用了 1 天,感冒就销声匿迹了。宝妈感叹说:"以前感冒不折腾个七八天是好不了的,最长的一次折腾了 1 个月,还从来没有像这次这样,治疗感冒如此神速。都说中医是'慢郎中',但其实一点儿也不慢。"

后来,但凡有朋友感冒,只要症状不严重,还在感冒初期,小叔就会推荐他服用通宣理肺丸,效果很好。

知其然还要知其所以然,大家知道通宣理肺丸治疗感冒初期效果很好,还要知道它为什么能够快速治疗感冒。

我们来看一下通宣理肺丸的配伍成分:紫苏叶、前胡、桔梗、苦杏仁、麻黄、甘草、陈皮、半夏(制)、茯苓、枳壳(炒)、黄芩。

这个方子叫作通宣理肺丸,所以它是针对肺部疾病的。感冒初期,受寒了,第一时间伤害的就是肺。肺受寒了,会有什么症状呢?风寒束表,束表是什么意思呢?就是皮毛被寒邪捆绑住了,肺主皮毛,寒邪表面上捆绑的是皮毛,实则捆绑的是肺,你会觉得怕冷。寒性收引,你会觉得头痛发紧。寒则凝滞,不通则痛,你会觉得四肢酸痛。

肺里面有寒邪,你就会打喷嚏、流鼻涕,记住一定是流清水一样的鼻涕,这是判断寒热感冒一个很重要的指标。如果是黄鼻涕或绿鼻涕,那就不是寒,是热。

寒邪阻碍了肺气正常的运行,就会出现肺气不宣,肺气无法宣散,拥堵在一起,就会造成鼻塞。为什么肺气不宣会导致鼻子不通气呢?因为肺开窍于鼻,鼻子是肺最大的孔窍。

肺气不宣,就会上逆,上逆就会引发咳嗽。

这个方子几乎把肺受寒导致的症状一网打尽了。

你看这个方子最主要的药就是紫苏与麻黄。这两味药都是辛温解表的药,可以把体表的寒邪散掉。体表的寒邪散

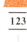

123

掉了,毛孔就打开了,毛孔一打开,肺气就可以宣散。这就好比闷热的屋子一下子把窗户打开了,肺一下子可以自由呼吸了,非常神清气爽。

紫苏叶散寒,麻黄开毛孔,寒邪一去,就不会头痛、四肢酸痛了,寒邪一去就不会流清水样鼻涕了。

肺气不宣,那如何让肺气正常运转起来呢? 让身体的气机有升有降,该宣发的宣发,该肃降的肃降,肺气运转正常,咳嗽就会停止,打喷嚏也会停止。

所以,这个方子用了四味药来调身体的气机。桔梗宣肺化痰,可以升提肺气,把正气往上提;前胡化痰止咳,降肺气;枳壳也可下气、降气,把拥堵在肺里面的气机往下引;甘草守住脾胃之气,守住中焦。这样一升一降,还有守在中焦的,身体的气机运行就恢复正常了。

肺气运行恢复正常,就好比你到了森林,可以自由呼吸清新的空气,就不会咳嗽,也不会鼻塞了。

这个方子还用了茯苓来祛湿,用陈皮与半夏来化痰。因为痰湿也会阻碍肺气的正常运行,而且一旦痰湿堵在肺里面,肺本能地会通过咳嗽把它咳出去,从而引发咳嗽。痰湿如果堵在肺里面久了,还可能引发哮喘。痰湿郁积久了就会化热,引起发热。所以,这里用化痰的半夏与茯苓真是画龙点睛之笔,妙哉。

　　这个方子还用了一点点黄芩,黄芩起什么作用呢? 黄芩是苦寒的药,是用来清肺热的。主要是为了防止感冒往第二阶段发展,即寒化热,也为了防止痰湿瘀堵久了化热。

　　好了,这就是治疗感冒初期症状的通宣理肺丸,几乎所有药店都有售卖。

　　记住,这个药是用于风寒感冒初期的,针对的症状为咳嗽、流清鼻涕,如果感冒已经往深里发展了,出现高热、喉咙红肿热痛,就不适合了。

甘露消毒丸

中医有没有方子调理 HPV（人乳头瘤病毒）感染呢？有的，下面小叔就详细聊聊这个方子。

其实，很早之前，小叔就想聊聊这个方子了，因为有很多"粉丝"留言问感染了 HPV 怎么办，这个方子让很多感染 HPV 的女性成功转阴，目前来说，应该是较好的调理 HPV 感染的方子了。至少在小叔这里，已经有两位"粉丝"用了这个方子后成功转阴。

126

其中有一位是广州的母亲，不是她自己感染了 HPV，而是她 26 岁的女儿感染了 HPV。这无异于晴天霹雳，不谙世事的女儿瞬间崩溃，整天茶饭不思，抑郁寡欢，"人比黄花瘦"。做妈妈的更是心急如焚。于是，妈妈开始在网上求医问药，偶然的机会看到了小叔的公众号，就抱着试试看的心理留言了，小叔就把这个方子推荐给了她。

过了一段时间，这位妈妈留言，反馈这个方子出奇的好，女儿用了 1 个月，避开经期，然后去医院检查，医生很惊讶地告诉母女俩，成功转阴了。

再也不用担心会发展成宫颈癌了，母女俩喜极而泣。

HPV 真的很折磨现代女性。其实很多人的身体里都携带 HPV，只是不知道而已，也许在某一刻就被身体自身的免疫功能消灭了。而一旦检查出来，加上媒体的过度渲染，就会令人过度焦虑。可以想象一下，未来的某一年可能会得宫颈癌，这样的忧虑就像时刻悬在头上的一把剑，太难受了。

小叔的一位三十多岁的"粉丝"，被筛查出 HPV 感染，当时就崩溃了，接下来的日子度日如年，觉得自己马上要死了一样，工作也无法进行，辞职在家，整日浑浑噩噩。然后又过了不久，再去筛查，HPV 竟然"不翼而飞"了，更奇怪的是，这段时间她什么药也没吃，怎么突然就没了呢。

到底是身体消灭了 HPV，还是当时检查有误，至今还是一个谜。

文小叔其实想说的是，我们的身体充满了细菌与病毒，与大自然充满了细菌、病毒是一样的，这些细菌、病毒随时上演着生死存亡之战。如果我们仅仅把目光盯在细菌、病毒上，那我们的身体永远是病态的，我们不能忽略生态循环。

好了，言归正传，小叔现在把这个调理 HPV 感染的方子分享出来，希望能够解除广大女同胞对 HPV 的恐惧与担忧。

这个方子叫作甘露消毒饮，组成如下：滑石、茵陈、川木通、连翘、黄芩、川贝母、射干、藿香、薄荷、石菖蒲、白豆蔻。

这个方子是从什么角度来调理 HPV 感染的呢？怎么就能把 HPV 这个病毒赶跑了呢？是把 HPV 杀死了吗？没有。这个方子不能杀死任何细菌与病毒，因为它不是抗生素，也不是疫苗。

这个方子是通过改变身体的内部环境从而让 HPV 自己主动离开身体，因为身体已经没有适合 HPV 生存的地方。这种治疗方法才是最根本，也最彻底的，不然，杀死了一个病毒，还会有千千万万个病毒卷土重来。

那么，HPV 最喜欢什么样的环境呢？喜欢女性身体又湿又热，再加一点儿痰的环境，这样的环境黏黏糊糊的，人会很不爽，但 HPV 却很爽，最喜欢在这样的环境下"安营扎寨"。

细菌、病毒，以及一切传染病都是一样的，都喜欢潮湿的环境。我们可以观察一下，为什么夏天的食物容易长霉？为什么潮湿的环境容易长苔藓？为什么潮湿的木头容易长蘑菇？

如果想明白了这一点，就知道如何去调理 HPV 感染了，就是让我们的身体恢复到清爽的状态，把湿气去掉，把痰化掉，把热清理掉，让 HPV 失去生存的环境，达到不攻自破。

改变不了别人，我们就改变自己。

甘露消毒饮就是基于以上思路，把身体里面的 HPV 赶跑的。

我们来分析一下甘露消毒饮的药物组方。很明显，第一步就是祛湿，用了滑石、茵陈、木通三味药。滑石，一听名字就知道，这味药有一种爽滑的个性，可以让尿道非常滑利，让湿浊更容易排出去。滑石可以把身体里的污浊之物，如大家都害怕的结石滑出去。这味药一用上，结石就像坐滑梯一样轻轻松松滑出尿道。

茵陈利水的作用很强大，是退黄疸最厉害的药，黄疸最大的病因就是湿热，无论是阴黄还是阳黄，都可以用茵陈。茵陈稍稍有些寒凉，所以不仅可以利湿，还可以清热。

木通，通利三焦水道，一边疏通水道，一边利水。需要指出的是，之前传闻木通有致癌物质马兜铃，仅仅存在关木通里面，关木通已经被禁用了，这里用的是川木通，现在所有含有木通的中成药用的都是川木通。

湿气聚集久了就会化热，就这好比夏天的衣服如果一直堆在那里不洗，里面就热乎乎的。身体也一样，湿气聚集久了，就会郁而化热。如果身体本身还有热邪的话，那湿热就更加缠缠绵绵了。湿热交织在一起，这样的环境就像夏天的桑拿天，细菌、病毒、真菌最喜欢了。

所以，我们要清热，这里用了清热解毒最常见的两味药，连翘与黄芩。

湿热越久，就越容易生痰，有了痰的加入，身体更加黏腻

129

不爽了。这个痰却是细菌、病毒喜欢的东西，就好比一道菜肴里面加了一点儿鸡精。怪病多由痰作怪，痰湿会进一步阻碍身体气机的运行，让正气更加懈怠，正气罢工，外邪就不容易祛除，就像边疆没有卫兵了，细菌、病毒结伴而来，蜂拥而至。

所以要顺带化痰，这里用了射干与贝母。肺为贮痰之器，射干可以清肺热，把肺里面的痰热化掉，同时可以清利咽喉，对消除咽喉的红肿热痛很有效果。贝母的化痰功效强大，有浙贝母与川贝母之分，这里用了川贝母。其实，川贝母价格较高，也可以用浙贝母。

最后四味药是有深意的，它们有一个共同的特点，就是有一股芳香的味道。中医认为，芳香可以化湿，芳香的药最大的妙用就是可以清理身体污浊的东西，如细菌、病毒。细菌、病毒最不喜欢芳香的东西了。例如，冰箱里放洋葱或大蒜，里面的食物是不容易腐坏的。

同时，芳香的药还可以醒脾健脾。脾最喜欢香了，一闻到香就"精神抖擞"，焕发出无限活力，好好"干活儿"。干什么活呢？祛湿。要知道，诸湿肿满皆属于脾，如果脾倦怠、懒惰了，运化能力就会减弱，身体的湿气就会越聚越多。所以，祛湿一定不能忘记健脾。

藿香、薄荷、石菖蒲、白豆蔻可以祛除湿气，又可以阻断湿气的来源。

芳香的药都有一股升散之性,容易把湿气散掉。藿香与薄荷还可以解表,把毛孔打开,让湿气从体表排出去。想象一下,一件湿漉漉的衣服,是摊开来湿气容易散掉呢?还是堆在那里湿气容易散掉呢?

这个方子是清朝名医叶天士创立的,叶天士发明这个方子治什么病呢?各种瘟疫,瘟疫类似于现在的传染病。

宫颈糜烂伴随着湿热下注的情况,可以用这个方子,霉菌性阴道炎也可以用。

记住,戒掉肥甘厚味,牛奶、奶茶、甜品、巧克力,以及很多女性朋友爱吃的麻辣火锅。

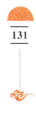

壮腰健肾丸

俗话说，人老腿先老，不仅是腿先老，腰腿是连在一块儿的，腰不好腿也不好，腿不好腰也好不到哪里去。

小叔的一位"粉丝"说，自己站着洗菜，站一会儿腰就不行了，腰酸腰痛，必须要坐下来休息一会儿，洗一回菜就要来回折腾好几次。

说实话，小叔的"粉丝"年龄都偏大，或多或少都有腰腿的毛病。下面小叔就介绍一个专门针对腰腿病的方子，这个方子可以强壮你的腰，让你的腰不再酸痛，腰劲儿十足；可以强壮你的膝盖，让你的膝盖灵活自如，不再酸软冷痛；还可以强壮你的双腿，让你健步如飞，不再走一会儿就腿抖、发软。

这个方子就是壮腰健肾丸，方药组成如下：菟丝子、女贞子、金樱子、狗脊、桑寄生、黑老虎根、鸡血藤、千斤拔、牛大力。

这个方子很简单，用药就九味。

这个方子到底是如何强壮腰腿的呢？

首先，我们要明白，腰腿属于下半身，下半身一般归什么管呢？自然是肾。腰腿就好比植物的根部，植物根部的药都入肾。另外，腰为肾之府，也就是说，腰是肾的房子，肾是腰的主人，腰这个房子好不好、结实不结实，就要看主人有没有实力，主人要是没有财力，那房子肯定一般。所以要想强壮腰，必须要强壮肾。

腿也一样，强壮我们的腿，到底是强壮腿部的肌肉呢？还是强壮腿部的骨骼呢？当然都要强壮，但最主要的是要强壮骨骼。如何强壮骨骼呢？肾主骨生髓，要想骨骼强壮，一定要强壮肾，肾精会化成骨髓，这个骨髓会滋养骨骼。

还有，膝盖也是骨骼。

所以，要想强壮腰、膝盖、腿，必须要强壮肾，这是重中之重。事实上，很多中老年人的腰腿不好，就是因为肾精不足，肝血亏虚，筋骨失去了精血的滋养，筋骨的功能就弱了。我们常说，老年人的腰腿不好要强筋壮骨，强筋强壮的是什么？就是肝，肝主筋。壮骨壮的是什么？壮的是肾，肾主骨。肝肾同源，肝肾是一体的，筋骨也是一体的。

明白了这个道理，调理腰腿的毛病实质上就要补肾精、补肝血。

壮腰健肾丸这个方子中的每一味药都有一点儿补益肝肾的作用，最主要的是三味药：菟丝子补肾阳，女贞子补肾阴，同时补肝血，金樱子补肾，有加强肾封藏能力的作用，让肾精牢牢封藏，不轻易流失，即不泄为补。

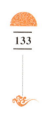

然后,用狗脊与桑寄生直接来强壮腰。狗脊可以通督脉、强壮脊柱,不仅可以补肝肾,还可以把腰部的寒湿邪气清除。桑寄生也是一样的,补益肝肾的同时可以祛风湿。正气内存,邪不可干,邪之所凑,其气必虚。当肝肾亏虚的时候,我们的腰部就会有风、寒、湿 3 种邪气来侵犯,会让我们的腰腿怕冷酸痛。所以用狗脊与桑寄生来消除风、寒、湿 3 种邪气。

黑老虎根与鸡血藤起活血化瘀的作用。久病必瘀,腰腿之所以会痛,就是因为有瘀血,即痛则不通。正气不足了,邪气在腰腿盘踞,必然会导致瘀血。风、寒、湿 3 种邪气都会导致气血不通。黑老虎根与鸡血藤可以活血化瘀,让腰腿的气血流通加快,气血活跃了,腰腿就有劲儿了、灵活了。

最后,谈一下千斤拔与牛大力这两味药。大家应该可以从药名猜出这两味药的作用了吧?中药的药名不是随便取的,很多时候就是根据药性来取的。千斤拔,从名字看,需要用千斤的力量才能拔出来,说明这个药的根部很深,吃了之后,你的力气就会很大,可以拔除千斤重的东西。其实千斤拔与黄芪有类似的作用,都可以补气。力气、力量都得由气来支撑,没有气就没有力,要想腰腿有力,必须补气。所以用千斤拔来补气,益肌肉。

牛大力,就更不用说了,服用之后会让你变得像牛一样强壮有力,牛气冲天。牛大力也是强壮肌肉、增强气力的,主要作用也是补气。

　　总之，牛大力与千斤拔是治标的，直接让腰腿有力气。补气的药材很多，为什么不用黄芪呢？因为黄芪补气比较散，牛大力与千斤拔补气比较专，可以把气力补到腰腿上。中医说，肾为作强之官，作强就是力量的意思，腰部的力量就来源于肾。牛大力与千斤拔可以直接加强腰部的力量。

　　综上所述，这个壮腰健肾丸可以补肾、补肝，还可以强壮筋骨，让腿脚变得更有力量，特别适合虚证引起的腰腿病，以及中老年朋友。什么是虚证呢？就是在受累后症状加重，喜欢按、喜欢揉、喜欢温的。

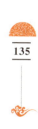

135

舒肝和胃丸

下面介绍一个调理胃痛的特效方。

小叔的一位"粉丝",说自己胃痛十多年了,二十多岁就开始痛了,三十岁还在痛,每年都要发作五六次,一次要持续两三天,有时候痛得怀疑人生。曾经一度怀疑自己得了胃癌,去医院检查,做过 3 次胃镜,什么也没有检查出来,没有胃息肉,也没有胃溃疡或糜烂性胃炎,真的好奇怪,到底是怎么回事呢?

后来她咨询小叔,小叔问她:"你的胃痛通常在什么时候发作呢?"她说:"生气的时候发作。"她是五星级酒店的服务员,面对各种各样的顾客,难免会生气或憋气,生气的时候最容易胃痛了。

小叔说:"那你这个胃痛与胃没有关系,胃不过是代替肝受过而已,换句话说,你的胃痛根本原因不在胃,所以做胃镜检查不出来问题,你胃痛的根本原因在肝,是肝气不舒引发的。生气最直接伤害的是肝,但肝有一个本领,那就是疏泄,一旦肝受伤了,会第一时间把伤害转移到脾胃,这叫肝木克脾土。肝五行属木，脾胃五行属土，木是克土的，也就是说，脾胃最容易受肝的欺负，人不开心的时候伤肝，肝不开心的时候伤脾胃，很多人的脾胃不好，或者说胃痛就是这么来的。"

原来是这样的，这位"粉丝"恍然大悟，终于明白为什么吃了那么多止痛药和胃药就是没有效果，原来病根子在肝。于是咨询小叔用什么方子。

小叔脱口而出："舒肝和胃丸。"这个是调理肝气不舒、肝气克脾土导致的胃痛的药，只要是生气导致的胃痛，服用一天就会有效果。这个方子不是名方，知道的人不多，但是验方，就是很多人验证过对胃痛有效的方子。

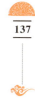

这位"粉丝"去买了一瓶舒肝和胃丸，服用 3 天，就好多了，后来也没有再犯过。当然，她知道了自己胃痛的原因后，学会了控制自己的情绪，也很少生气了，感觉自己要生气的时候，赶紧默念"生气会胃痛，不生气，不生气"。

我们来看一下舒肝和胃丸的组成：醋香附、佛手、木香、郁金、柴胡、炒白术、白芍、陈皮、炙甘草、藿香、莱菔子、槟榔、乌药。

舒肝和胃丸最主要的功效就是：疏肝解郁，和胃止痛。

舒肝和胃丸是通过疏肝解郁来治疗胃痛的，换句话说，这个方子主要是安抚肝，肝舒服了、舒展了，肝气就不会去侵犯脾胃了，肝气不在胃里面"捣乱"，胃气顺利下降，胃就不会痛了。这种胃痛是气痛，就是胃里面多了不该有的邪气，造成了胃气堵塞，气机无法运行，即气滞则痛。这种痛最明显的特征就是生气时发作，打一个嗝或放一个屁就会减轻。

所以舒肝和胃丸中起主要作用的药就是疏肝解郁的药，这里用柴胡与郁金来疏肝解郁，让肝气条达，恢复到自然舒展的状态。肝气郁结会造成身体里面的气行不起来，导致气滞，所以这里还用了大量行气、理气的药，如香附、佛手、木香，这些药都可以行气、理气，让身体的气机顺着自己的道路去行走，这样身体的气机运行就不会乱了。

肝不好的时候，一定要保护好脾胃，因为肝很容易欺负脾胃，所以"医圣"张仲景有一句名言："知肝传脾，应先实脾。"这句话是什么意思呢？就是说，如果肝有病了，一定会传给脾胃的，这个时候最要紧的是先把脾胃保护起来，脾胃强壮起来了，肝就不会欺负脾胃了。

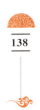

138

所以根据这个思路，舒肝和胃丸里面用了炒白术来健脾，用炙甘草来补脾，用陈皮来化痰健脾。为什么用白芍呢？一方面用白芍来养阴，收敛肝气；另一方面可以克制大量理气药的燥性，更主要的是白芍与甘草的组合就是止痛药芍药甘草汤，中医说，芍药甘草汤可以缓急止痛，就是当疼痛来临的时候，芍药甘草汤可以让疼痛不那么剧烈，这个是治标。无论什么样的疼痛，只要是急性的，都可以用芍药甘草汤来缓解。

另外,这个方子里面的乌药也是行气止痛、治标的,让胃气顺利运行开来,缓解疼痛。

由于肝气不舒会造成气滞,气滞又会造成湿气排不出去,即气行则水行,气停则水停,所以这里用了藿香与槟榔来化解湿气,调理湿气造成的胃胀、腹胀等症状。

最后用了一点儿莱菔子,一方面让胃里面的浊气往下走,另一方面还可以润肠通便,因为气滞会减缓胃肠道的蠕动,造成便秘,所以用莱菔子来缓解便秘。事实上,这种气滞造成的胃痛,可以通过排便来缓解,当胃里面的浊气一股脑通过大肠排出去的时候,胃的压力就少了,胃就轻松多了,自然就不会痛了。

139

总之,舒肝和胃丸主要就是通过疏肝解郁、理顺身体的气机来调理胃痛的,疏肝解郁是主要的,其他都是辅助的。

那么,到底什么样的人适合用舒肝和胃丸呢?一定要抓住生气这个要点,生气的时候出现的一系列与胃肠有关的症状就可以用舒肝和胃丸调理。如生气的时候吃不下饭,生气的时候胃胀胃痛,或生气的时候不断打嗝,甚至呕吐或反酸等;还有生气的时候出现大便不规律,突然便秘或腹泻,都可以用舒肝和胃丸。

黄连上清丸

下面小叔分享一款去火效果很好的中成药。

煎炸烧烤，熬夜，肝气不舒，紧张焦虑，这是一个"上火"的年代，每个人都有突然上火的时候。上火的时候不要慌，这款中成药来帮你，迅速帮你扑灭身体里面的各种大火苗、小火苗，让你的身体恢复清凉境界。

例如，你突然头疼剧烈，突然流鼻血或鼻子里面长了一个大疮；突然眼睛发炎，通红通红的，似乎要喷出火来；突然耳朵剧疼，流出黄水，医院说是急性中耳炎；突然咽喉剧痛无比，嗓子像是被火烧着一样；突然暴发口腔溃疡，喝粥都疼；突然牙痛；突然暴发痘痘，又大又红；突然暴发皮肤病，如荨麻疹、湿疹……

诸如此类，只要是头面部突然出现的急性上火症状，都可以用这个中成药来救急，这个中成药可以说是你的私人灭火器、消防员。

这个中成药叫什么呢？叫作黄连上清丸，或黄连上清片，几乎所有的药店都有卖，可以买来放在药箱里备着，小叔希望你们一辈子用不着，但一定要备着，未雨绸缪，有备无患。

接下来，跟随小叔来学习一下这个方子，小叔要告诉你们，中医是如何"灭火"的。

黄连上清丸的配方组成如下：黄连、栀子、连翘、蔓荆子（炒）、防风、荆芥穗、白芷、黄芩、菊花、薄荷、酒大黄、黄柏、桔梗、川芎、石膏、旋覆花、甘草。

这是一个大气磅礴的方子，因为要迅速扑灭身体里的各种熊熊大火，所以用药稍稍有些复杂，但方子配伍很精妙。

为了让大家彻底明白中医是如何去火的，小叔要打一个比方，把我们的身体比作一间屋子，屋子里面闷热的状态就是身体上火的状态。如果一间屋子闷热，第一步要做什么呢？第一步就要把门打开，把窗户打开，让空气对流，这样散热就快。

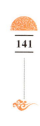

141

对应我们的身体，如果身体出现了上火的情况，出现了内热的症状，第一步就要打开毛孔，打开毛孔就好比给屋子开窗，我们全身上下无数毛孔就是身体一个一个的小窗户，只要把这些小窗户打开，身体里面的热很快就会散出去。如何打开毛孔呢？就要用解表的药了，解表就是把我们体表的邪气赶走，让毛孔开合恢复正常。

这个方子中有很多解表的药，既有辛温解表的，如白芷；祛风解表的，如防风、荆芥；也有辛凉解表的，如薄荷、菊花；

宣肺解表的,把肺气疏散开,毛孔就会打开,如桔梗。

这些解表的药,通力合作,把体表的寒邪、热邪、风邪统统赶跑,让毛孔恢复正常的开合功能,该散热的时候打开,该保暖的时候闭合。当身体里面的热从毛孔散出去了,去火就成功了一半。

接下来,我们看去火的第二种方法。如果屋子里很闷热,还有一个方法比较简单粗暴,但很有效,就是直接在屋子里面放冰块儿或开冷气,这样屋子里的温度很快就会降下来。

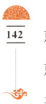

142

在屋子里放冰块儿或开冷气对于我们的身体又如何呢?就是直接用清热的药,清热的药都是寒凉的,这些寒凉的药就等于给熊熊大火浇一盆冷水,一下子让你的身体冷却下来。这个方子里面用了哪些清热的药呢?

有清胃火、心火的黄连,有清心火、三焦火的栀子;有清五脏六腑之火,身体任何一条经络的火都可以清的连翘;有重点清肺火、大肠火的黄芩、石膏、大黄;有重点清理下焦火、肾火的黄柏,黄柏清热走得最深,可以把骨头里的火清理出来。大黄用在这里有画龙点睛之妙,我们知道身体有热一定要暴出去,不往下走就会往上走,我们希望火往下走,这样就不会上火了。

少量的大黄,可以通便,可以扫荡六腑的浊气、浊水、宿便、积食、瘀血,总之,大黄可以清理一切有可能产生热的垃圾。大黄清热属于釜底抽薪，把上面的火通过大肠、大便清理出去。

好了，第一步解表，打开了毛孔，第二步直接清热，把火浇灭或让火从大肠排出去，那第三步怎么样呢？第三步就是流通气机，让身体的气机流通起来，这样热就会随着气机流动，散出去，任何一个地方，只要闷着，气机不流通，一定会发热，流通气机就好比给闷热的屋子打开风扇，清风徐来，就会凉爽多了。

这个方子用蔓荆子升身体的气机，诸子皆降，唯独蔓荆子一味药独升。蔓荆子还可以清利头目，特别善于扑灭头面部的火，用旋覆花降身体的气机，一般花类药都是上升的，唯独旋覆花是下降的，这个方子把蔓荆子与旋覆花两味独特的药都用上了，调身体的气机，一升一降，真是妙不可言。行气怎么少得了活血，用川芎来活血，这样让气血流动起来，不瘀堵，只要有瘀堵就会产生热。

143

最后，用甘草来调和诸药，因为这个方子用药太多，有热药也有寒药，所以需要甘草这个"和事佬"来调和一下，让这些药的药性不冲突。另外，甘草可以缓急，可以缓解任何上火的症状。

这就是为你清理身体里各种小火苗的黄连上清丸，我们再来回顾一下这个方子去火的方法：先打开毛孔，让火从体表出，直接清热去火，让火从下面出，让身体气机流动起来，给火热的身体吹一股凉风。多管齐下,最终灭火成功。

温馨提醒,这个方子只能去实火,虚火不能用。如何判断是不是实火呢? 很简单,看你的火是不是突然暴发的,看上火的症状是不是符合红肿热痛、流黄水这个特点,如果再结合大便干硬、小便黄赤,那就可以放心用了。

这个药不要久服,是用于救急的,快则一两天就好,最多不超过1周,如果服用1周没有效果,应马上停止服用。

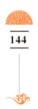

二妙丸

　　重庆的一位白领女性，因为一次免费的妇科检查，被告知得了宫颈糜烂，而且还是三度的。很多医疗机构打着免费体检的旗号，制造"甜蜜的陷阱"，这家私立医院也不例外，连哄带骗加威吓说宫颈糜烂三度不做手术会得宫颈癌，直接把这位还没结婚的白领女性吓傻了。

145

　　于是做了手术。结果如何呢？想想就知道了，很快又复发了，医院检查又说是宫颈糜烂三度，还需要做手术。吃一堑长一智，这一次她选择了犹豫，最后拒绝。后来她在"朋友圈"里看到了小叔的文章，果断关注并在后台发来留言。

　　小叔说："宫颈糜烂不是病，仅仅是一个症状，不治疗也没有关系，与宫颈癌没有必然的联系。如果想治疗，可以用中成药二妙丸试试，多数宫颈糜烂是湿热下注导致的。"

　　大概 1 个月后，她发来消息，说："小叔，二妙丸真的很妙，我服用了 20 多天，今天去检查，医生说宫颈糜烂已经从三度变成一度了，照这样下去，完全康复应该没有问题了，太感谢你了。"

还有一位在大型外企做销售的女士,得了更让人难以启齿的妇科炎症,叫霉菌性阴道炎,每天瘙痒难耐,这个病太折磨人了,因为涉及隐私,她不愿意去医院治疗。于是只好在网上查找资料,求医问药。缘分的指引,有一天就问到了小叔这里。

这位女士素来应酬较多,觥筹交错,饮酒较多,酒量不在男人之下,小叔判断她这是湿热下注引起的霉菌性阴道炎,于是让她服用二妙丸,同时用"止痒圣药"土茯苓煮水喝。

她说,她还没来得及去买土茯苓,就只服用了二妙丸,用了3天,效果就出来了,不怎么痒了,她太高兴了,乘胜追击又买了3盒,服用完让她惊讶的是,不但困扰她多年的阴道炎好了,连白带异常也好了,以前的白带发黄、发臭,豆腐渣样,现在也恢复正常了。

文小叔暗自惊叹,这二妙丸真的是太妙了,真乃药到病除也。

看到这,很多朋友,尤其有妇科炎症的女性朋友们肯定着急了,"小叔,这二妙丸到底是什么方子?都有哪些药组成呢?快快说来吧。"

小叔说出来你们肯定更加吃惊,如此妙的方子竟然只有区区两味药:苍术、黄柏。

到底妙在哪里?让小叔来揭开二妙丸的神秘面纱。

二妙丸,第一大妙处就是,在调理湿热这件事上,既可以治标又可以治本。

很多药调理湿热仅仅治标，如龙胆泻肝丸、加味香连丸、三仁汤等。

我们知道湿气有一个特点，那就是湿性下沉，湿气容易往下走，走到腰部，走到膝盖，走到脚底板。所以，要用擅长走下焦，药性往下走的药来清热利湿。二妙丸里的黄柏走而不守，药性一路往下，把湿热赶跑。黄柏又苦又寒，苦能燥湿，寒能清热。

下焦的湿热没有了，但仅仅是暂时性的，这是治标，治本治什么呢？治本就要彻底斩断湿气的来源，不然这边在祛湿，那边在源源不断地产生湿气，白白浪费精力。湿气的源头在哪呢？在我们的中焦。中焦是什么？中焦就是我们的脾胃。

147

大家记住一句话，脾胃是湿气的来源，脾胃不好，湿气就会源源不断地产生。这就好比，如果不植树造林，水土总是会不断流失的。

所以，我们要健脾。脾一旦健运起来，湿气就会被运化掉，用什么药呢？当然是苍术了。

苍术，健脾祛湿的"高手"，它比白术还要厉害。这么说吧，苍术就是白术的"大哥"。苍术与白术的区别在哪？苍术健脾的同时更擅长祛湿，白术在祛湿的同时更擅长于健脾。通常来说，如果湿邪不过于凶猛，一般选择白术。

苍术有一股雄厚的香味,我们知道,脾最喜欢香味了,香味可以醒脾,可以叫醒被湿气困住的脾胃,脾胃一旦被叫醒就不再懒洋洋,就会精神抖擞,就会干自己该干的事情。

消除湿热,到底以祛湿为主,还是以清热为主呢?有人说要双管齐下,不对,湿气聚集久了就会化热,所以要想彻底消除湿热,必须要彻底消除湿气。所以苍术治本,彻底解决脾胃问题,彻底消除湿气;黄柏治标,解决热的问题。

二妙丸,第二大妙处就是寒热并调。

很多女人非常烦恼,说自己一方面下焦湿热,有各种妇科炎症,但中焦脾胃又虚寒,用清理湿热的药又怕伤了脾胃,用温中健脾的药又怕加重下焦的湿热,这可怎么办呢?真是左右为难。

莫急莫愁,二妙丸为你解忧。二妙丸既可以温中健脾,又可清热利湿。苍术温中健脾,是温热药,不会伤了阳气,伤了脾胃;黄柏是苦寒药,因为有了黄柏,苍术不会加重下焦的湿热,两者合用,互相制约,互相成就。

遇见就是一场修行,黄柏与苍术相遇就是来帮助对方修行的。

二妙丸,第三大妙处就是有升有降。

中医认为,升降息则气立孤危,出入废则神机幻灭。意思是说,我们人体的气机必须要有升有降,只有升没有降,或只有降没有升,都是不行的,气机就会陷入危险的境地。

具体来说，我们的肝气、肾气、脾气要升，胆气、胃气、肺气、小肠大肠之气都要降。苍术，可以气化中焦，可以让脾气升起来，脾气升起来就会激发清阳气；黄柏苦寒，苦寒的药都是破气、降气的，可以让胃肠之气往下降，胃肠之气往下降，身体的湿浊之气就会往下走。

二妙丸，第四大妙处就是有补有泄。

攻邪的药用得太多会耗伤正气，苦寒的黄柏就是如此，如果单独用于救急，治标可行，长期用黄柏调理身体是绝对不行的。不过有了苍术就没有后顾之忧了，黄柏泄气、破气、耗气，苍术可以提气、补气。当然，如果气虚严重，则可以加入黄芪。

149

这就是妙手回春的二妙丸。治标治本，有升有降，有寒有热，有补有泄，专门调理湿热导致的各种症状，尤其是妇科炎症，当然，还有湿热导致的湿疹、荨麻疹，湿热导致的盆腔炎、附件炎、阴道炎、宫颈炎、膀胱炎、尿道炎、宫颈炎、白带发黄等。二妙丸也可以调理男科疾病，如急性前列腺炎、阴囊湿疹等。

回家照照镜子，如果你的舌苔是厚厚的、发黄，小便不利、发黄，排小便伴有刺痛感，加上有上述症状就可以用二妙丸了。根据小叔观察，凡是急性妇科炎症，八九不离十都是湿热惹的祸，可以试用二妙丸。如果用上 7 天却一点儿效果都没有，就可以不用了。药店有售，按照说明书服用即可。

四妙丸

痛风真的是太痛了，可以称得上"天下第一痛"了。

话说前几天的一大早，小叔刚起床就收到一位"粉丝"的紧急求助留言，说自己的丈夫昨晚应酬喝了很多酒，早上起来痛风就发作了，痛得站都站不起来，主要是大脚趾，最后还连累到了脚踝，脚踝又红又肿，一碰就痛。"粉丝"问文小叔有没有方子调理一下，哪怕暂时止痛也好，因为她真不忍心看着丈夫痛苦不堪的样子。

小叔大概问了一些情况，断定她丈夫的痛风是湿热下注导致的，恰巧前些日子看医书学到了一个治疗痛风的方子，于是就推荐给了她。说实话，小叔也没有多大的信心，但这个方子是名方，副作用不大，试一下无妨。万万没想到，"粉丝"后来反馈说这个方子简直太妙了！她丈夫喝了三碗，一碗下肚后，疼痛就减轻了很多，第二碗下肚，疼痛减轻了一大半，第三碗下肚，丈夫小便了一次，排出了很多浑浊的尿液，然后痛感突然就停止了，可以活动自如了，丈夫大喜，于是她赶紧把这个好消息告诉了小叔。

小叔之前有提到过这个方子，只不过没有详细介绍，这个治疗痛风的方子是什么呢？它就是四妙散。

前文中介绍的二妙丸可以调理很多妇科疾病，如阴道炎、宫颈糜烂等，还可以治疗男科的阴囊湿疹、阴囊潮湿、肛门瘙痒等，已经很妙了。下面小叔介绍的四妙散比二妙丸还妙，同样可以解决很多湿热下注的症状，简直是湿热体质的救星，但四妙散最厉害的地方，就是治疗痛风。

现代的很多人饮食不加节制，无酒不欢、无肉不欢，喜欢吃煎炸烧烤类的食物，很多人的痛风就是这样被吃出来的，高尿酸已经成为"第四高"，与高血压、高血脂、高血糖齐名。

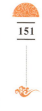

四妙散的配方组成很简单，就是四种妙不可言的药材：苍术、黄柏、薏苡仁、川牛膝。

苍术，主要祛湿，祛湿的力度很大。中药界有两味药祛湿治标又治本，一个是苍术，一个是白术。苍术偏于治标，通过燥湿来健脾；白术偏于治本，通过健脾来祛湿。诸湿肿满皆属于脾，只有脾胃的运化功能强大了，身体里的湿气才会被排出去。这里为什么不用白术呢？因为这里主要需要祛湿。多数痛风都是由于湿气太重引发的，这些患者偏于肥胖，特别需要苍术这股雄烈的燥性，来唤醒他们慵懒的身躯。苍术令人轻松、精神，因为无湿一身轻。

苍术燥湿，对于痛风患者的妙处在于，苍术气味雄烈，药性善于走窜，不仅可以把五脏六腑的湿气祛除，而且能把体表的湿气逼出来,还能把筋骨间关节里面的湿气逼出来,这就很特别了,痛风患者的湿气就藏在关节间,躲在筋骨间。

黄柏苦寒,四大苦药之一,凡是带"黄"字的药,大多是苦寒、清热之药,如黄连、黄芩。黄连善于清脾胃之热,黄芩善于清心、肺、肝胆之热,只有黄柏可以清从头到脚的热。黄柏最善于清下焦即肾与膀胱的热,所以黄柏清热走得最深,肾主骨生髓,所以筋骨间、关节间的热必须靠黄柏来清。

痛风患者一方面关节里面有湿气,需要用苍术清除,另一方面他们关节里面有热,因为湿气郁结久了就会化热,湿热会阻碍气血的运行,导致气血不通,不通则痛,湿热又会让关节红肿热痛,那这个热靠谁来消除呢?靠黄柏。

苍术与黄柏,一个苦温,一个苦寒,有了这两味药,痛风就好了一半。

接下来是薏苡仁。薏苡仁清热利湿,可以利水,直接把关节里面的水湿通过小便利出去,是治疗风湿热的要药,是缓解下肢湿热水肿的妙药,可以协助苍术通利关节,协助黄柏清热祛湿。

最后一味药是牛膝,这里用的是川牛膝,当然还有怀牛膝,怀牛膝偏补,可强筋壮骨、强壮腰肾。这里用川牛膝有两大作用,第一大作用就是引药下行。中医有一句话"无牛膝不过膝",意思是说,要治膝盖以下的病,必须要用牛膝做药引子。痛风基本上发作在膝盖以下,所以用川牛膝。川牛膝用在这里还有一个妙处，就是牛膝本身可以舒筋活络、通利关节、活血化瘀，把关节里面的瘀血去掉，这样关节里面的湿热就更容易被排出去。

这就是小叔分享的四妙散，至于这个方子能不能根治痛风，小叔不敢打包票，因为这个要取决于你是否能够改掉以前不好的饮食习惯，如果你的饮食还是大鱼大肉，啤酒加海鲜，那什么药对你来说也不管用。

但痛风发作的时候可以救急、止痛。这个方子每日 1 剂，长期痛风患者，建议服用 21 天。这个方子有中成药，叫作四妙丸。如果买不到四妙丸，就直接去药店抓药自己煎药。

四妙丸适合湿热导致的痛风。如何判断是不是湿热导致的痛风呢？很简单，看症状，是不是红肿热痛，如果是就可以用；看感觉，是不是遇热症状加重，如果是就可以用。四妙丸寒温并用，有补有泄，副作用不是很大。

良附丸

下面小叔分享一个效果很好的胃药,好到什么程度呢,好到小叔无法形容。这个"胃药奇方",不治别的什么,就治胃痛,尤其是对女性的胃痛,甚至对胃癌导致的胃痛也有效。

广东一位"粉丝"说:"小叔,你介绍的这个胃药太好了,一吃就灵,我生气胃痛用它就好,吃不舒服了胃痛吃它也好,受寒了胃痛吃它还好,以前特别怕胃痛,因为经常胃痛,一度以为得了胃癌,还好检查没什么,但就是胃痛。自从有了这个胃药后,再也不害怕胃痛了,而且服用这个方子后,已经有大半年没有胃痛了。"

女性的胃痛不比男性的胃痛,男性的胃痛通常是饮食过量、喝酒、应酬导致的,或是胃火、胃阴虚导致的。那女性的胃痛又是什么原因导致的呢?

女性的胃痛不外乎以下三种。

第一种:受寒导致的胃痛。这是女性胃痛最主要的原因。相对于男性,女性更应该保护胃阳,因为女性天生就有些阳虚。但女性对水果、牛奶、各种冰镇奶茶、各种蔬菜沙拉

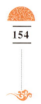

有着天生的喜好,这些都是寒凉的,会损害脾胃的阳气。久而久之,胃越来越寒,寒则收引,收引就会引发胃痉挛,所以引发疼痛。

第二种:气痛,就是气滞导致的胃痛。胃需要放空的,胃里没有食物、没有水,但却充满了气,当然会胃胀、胃痛了。为什么会气滞呢?因为女性爱生闷气、生小气,一生气就会肝气不舒,肝气犯胃,本来肝气要往上走的,现在肝气横逆在胃里,胃气也无法下降,肝气、胃气全堵在胃里,在胃里横冲直撞,从而引发胃痛。

另外,女性爱思虑,针对一个小问题会想半天,吃饭想、睡觉想、上厕所想,思虑过度会导致什么问题呢?中医早就说了,思则气结,气都结在胃里,自然会导致胃胀、胃痛。

155

第三种:可能是瘀血导致的胃痛,这种胃痛吃饭就痛,痛点不移,如针刺一般疼痛,夜间发作严重,可能还会有黑便。瘀血导致的胃痛又是气滞与寒邪引发的,也就是说,如果没有前面两种胃痛,瘀血性的胃痛几乎不会产生,除非受了撞击或外伤。因为受寒会导致瘀血,寒则凝滞,凝滞就会不通,血受寒就会流动缓慢,进而形成瘀血。气滞也会导致瘀血,气是推动血运行的力量,气滞了,血自然会流动缓慢,慢慢就会产生瘀血。

好了,我们知道了女性常见的三种胃痛,那有没有一个方子可以同时调理三种胃痛呢?

当然有，这个方子叫作良附丸，配方组成特别简单，只有两味药：高良姜、醋香附。高良姜可以缓解女性的寒痛。高良姜辛热，可以把胃里面的寒湿散掉，温暖脾胃，还可以健脾。这么说吧，高良姜进入胃里，胃里面的寒邪就会望风而逃，就好比阴霾遇到了阳光，冰雪遇到了烈日。总之，高良姜可以温暖脾胃，适合胃寒的女性。香附，是气病之总司，是妇科药的"元帅"，可以调理一切气滞导致的疾病。芳香可以行气理气，疏肝解郁，让身体的气机流动起来，缓解女性因生气导致的胃痛，治一切气痛。

看到这，有人问了："小叔，这良附丸只有两味药，可以解决一切寒痛、气痛，那么瘀血导致的胃痛呢？"别急，虽然只有两味药，但小叔前面说过了，气滞与寒邪是瘀血产生的原因，解决了寒邪、气滞，也就解决了瘀血。

当然，如果你的瘀血很严重，感觉胃刺痛厉害，那可以用这个方子送服三七粉。

这就是小叔分享的胃痛奇方。只要你觉得胃受了寒，又有些气滞，加上经常生闷气，都可以试用，无论是胃炎反酸、胃胀、胃溃疡，还是萎缩性胃炎、胆汁反流性胃炎等都可以用。

只有一种情况不可以用，那就是胃阴虚或胃火导致的胃病。

十人九胃，小叔叮嘱一句，胃病七分养三分治。

这个方子有中成药，不想熬药的可以去买中成药，中成药效果相对慢一些。

湿毒清胶囊

有一位"粉丝"说，每到冬天就暴发湿疹，特别是晚上，痒得受不了，非常影响睡眠。小叔问她其他季节有没有，她说没有。奇怪了，就是冬天有。去医院诊断说是干性湿疹，咨询小叔有什么方子，小叔推荐了一款中成药，她服用 1 周就好了，整个冬天，湿疹再也没发作。

还有一位大姐，山西人，快 60 岁了，说自己每到冬天皮肤就瘙痒，尤其是晚上，但不长疹子，也不起红斑，就是干痒，皮肤特别干，有时候脱屑，痒的时候忍不住去抓，抓着抓着就抓出了血痂，去医院检查医生说是神经性皮炎，开了一些激素药外擦。大姐当然不喜欢激素药了，治标不治本，问小叔如何调理。小叔推荐了这款中成药，她服用 3 天就见效了，大姐说终于不痒了，终于可以睡个好觉了。她还说服用 1 周皮肤好了很多，不那么干燥了。

这两位"粉丝"不同的皮肤病，小叔却推荐了同一款中成药，为什么呢？因为她们的皮肤病都是同一个原因引起的，两个人的舌苔都比较薄，舌头比较淡白，脸色也比较白，指甲

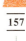

也偏白,还有失眠、多梦、睡眠浅的症状,再加上她们的皮肤病都是冬天夜晚发作,小叔就断定这是血虚风燥引发的皮肤病。

为什么冬天夜晚发作的皮肤瘙痒,主要是干痒,是血虚风燥导致的呢?

因为冬天特别干燥,所以我们的皮肤也特别干燥。冬天主收藏,我们的气血全收到五脏六腑了,皮肤上的气血就相对不足了,尤其是晚上,收藏得更厉害,皮肤就更干燥。气血足的人还可以,干一点儿没有什么影响,如果气血不足,那就不是干的问题了,那就是又干又痒睡不着觉的问题了。

158

为什么血虚就会风燥呢? 因为血与风是相互制约的,血属于阴,风邪属于阳,血足的时候,阴阳平衡,风就会很安分,血虚的时候,不能制约风邪,风就开始乱窜了。风邪有一个特点,那就是特别善于行走,变化多端,特别喜欢走皮肤,走到我们的头上。所以当风邪走到皮肤的时候,皮肤就开始瘙痒了,因为风邪停留在皮肤,导致皮肤气血供应不足。

那小叔推荐的这个中成药是什么呢? 就是湿毒清胶囊。

千万别看到这个药名就以为这款药是祛湿的,不是,这个药主要是养血润燥的,稍微加了一点儿清热利湿的药,里面大量的成分是补血滋阴的,湿气重的人服用后反而会增加湿气。这个药适合血虚、阴虚又有皮肤病的人服用,就是那种舌苔比较薄,身体偏瘦的人。

接下来,我们来看一下湿毒清胶囊的配方组成:熟地黄、当归、丹参、苦参、黄芩、白鲜皮、土茯苓、甘草、蝉蜕。

湿毒清胶囊的方子中,熟地黄是绝对的君药,用量最多,其他的都是配角。地黄有生地黄与熟地黄之分,这里用的是熟地黄。熟地黄是比较滋腻的,可大补肾精、养血,精血同源,肾精足了,血才会足。千古"补血第一方"四物汤里面就有熟地黄,可见熟地黄可以补血。

当归也是补血的,是妇科妙药,大补肝血,让血归来。据说女人因为思念心上人得了妇科病,就用当归来调理,当归不归,得了妇科病,用当归效果很好。当归也是四物汤的主要成分,可以补血活血,补血而不滋腻。

然后是丹参,丹参起活血作用。补了血以后还需要活血,不然补进去的血就无法流动,成为死血。丹参用在这里还有一个妙处,那就是止痒。丹参可以通过疏通血脉来止痒,血脉一通,气血一进来就不会痒了,我们挠痒痒就是这个道理,一挠气血暂时就通了。丹参可以活血化瘀、疏通血脉。另外,丹参入心,可以强壮心脏,中医认为,诸疮痛痒皆属于心,丹参可以通过强壮心脏来止痒。

苦参与黄芩可以清热凉血,因为血虚就会产生虚热,血为阴,血不足了,阴少了,阳就相对多了,多余的阳气就会躁动,产生虚热。这个虚热就会导致皮肤瘙痒。所以这个方子加了一些苦寒的苦参与黄芩,用于凉血、清热、止痒。

土茯苓起利湿作用,如果硬要说湿毒清胶囊可以祛湿的话,里面主要起作用的药就是土茯苓,但用得不多,只是顺带把身体里的湿气去掉,因为湿气与血是两股力量,湿气多了,就会鸠占鹊巢,血就会少。血足了,就会把湿气挤出去。土茯苓用在这里就是把湿气挤出去,让血进来。

然后是白鲜皮,一看名字就知道这味药是专门针对皮肤的,它可以把皮肤里面的湿热清理掉,以皮走皮,是治疗湿疹经常用到的一味治标的药。

蝉蜕是药引子。蝉蜕就是知了脱下来的外壳,又叫作蝉衣。蝉蜕是皮,又是非常轻灵之品,善于走上焦,走皮肤,可以透邪外出、解表发汗,把皮肤里面的湿邪宣发出去,更主要的是可以引药到皮肤,把整个药性引到皮肤。

最后是甘草,也叫"和事佬",可以调和诸药。另外,甘草用在这里还有一个妙处,那就是缓和皮肤瘙痒。甘草可以缓和任何一种紧急状态。皮肤病发作起来就是一种紧急状态,可以用甘草来缓和,让皮肤不那么瘙痒。

这就是调理秋冬季节皮肤干燥瘙痒的湿毒清胶囊,记住,一定是血虚风燥导致的皮肤瘙痒,即皮肤特别干,经常脱屑的那种,湿疹、荨麻疹也是干性的,冬天夜晚发作的就适合。湿气导致的不适用。

二至丸

　　近来，很多朋友问小叔如何调理白发。小叔一般建议先用食疗方，因为是药三分毒，食疗比较安全，又容易坚持。白发的食疗方有很多，如九蒸九晒芝麻丸、黑豆，以及小叔专门打造的养发茶乌元康。

　　如果白发比较严重，食疗方无法解决，就可以试试中成药了。有一个专门针对白发的方子，效果不错，不但可以让白发变黑发，连遗传性的少年白都可以调理好。小叔的一位"粉丝"，40多岁，白发很多，经常染发。服用食疗方效果不太好，于是小叔推荐她服用中成药，刚好遇到疫情暴发，需要居家办公，没有想到，1个月后亲戚朋友见面都说她的白发明显见少了。这让她大喜，逢人就推荐小叔的公众号，推荐她服用的这款中成药。

　　这个专门调理白发的中成药，就是大名鼎鼎的二至丸。

　　二至丸是一个名方，已经流传快四百年了，出自清朝的名医汪昂，收录在一本叫作《医方集解》的医书里面。

　　二至丸这个药名取得很有意思，二至指的是什么呢？指的是夏至与冬至，夏至阳气最旺，代表生长，冬至阴气最盛，代表收藏。二至丸就是选用夏至采收的墨旱莲与冬至采收的女贞子制作出来的中成药，专门针对白发。头发既要生长，才会茂密，又要收藏，才不会变白与脱落，这个二至丸刚好符合头发的特性，所以它是专门针对白发的。

二至丸到底是如何调理白发的呢？

首先，二至丸里面的两味药墨旱莲与女贞子都是黑色的，要想乌发，就要多吃黑色的食物。因为黑色入肾，可以补肾。补肾为什么可以调理白发呢？因为发为肾之华，头发是肾开出来的花朵，头发好不好可以看出一个人的肾好不好。如果肾精亏虚，头发就会变白，甚至脱落；如果肾阴不足，阴虚血热，这个虚火就会让头发变白。

二至丸里面的墨旱莲一方面补肾精，一方面还可以凉血，同时解决肾精不足与阴虚血热导致的白发。里面的女贞子，是非常贞洁的一味药，守的力量非常强大，经得起"诱惑"，而且又是冬至时采收，冬至对应的是肾，肾主收藏。女贞子的收藏作用非常强大，可以藏精，加强肾的封藏能力，所以女贞子补肾的作用很强大，可以固精。我们的头发是精华的外在表现，这个精华是要固住的，不然就会散掉，导致脱发、白发。

另外，女贞子与墨旱莲两味药都可以补肝血，补肝血就是补头发。中医认为，发为血之余，肝主生发。这血是哪里的血呢？就是肝血，肝主藏血。我们的头发需要大量的肝血来滋养，肝血就好比一棵树的养分，如果没有养分，树叶就会枯黄，如果没有肝血的滋养，头发就会慢慢干枯变白，最后脱落。很多女性的白发与脱发都是肝血亏虚导致的，因为女性以肝为先天，每个月都有月经，加上女性情绪多变，容易伤肝，所以十个女性中，七八个都会肝血不足。

墨旱莲与女贞子都可以补益肝血，滋养肝阴，所以可以乌发。另外，肝主生发，头发就好比树叶，就是一种生长生发，如果肝气不足，头发自然无法生长。二至丸不但可以补肝血，还可以补肝气，让头发如春天的野草一样，春风吹又生。

总之，二至丸就是专门为女性的白发而生的，而且药性平和。女贞子是平和的，墨旱莲稍稍有点儿凉，不过也没有关系，因为它在夏至采摘，夏至是天地间阳气最旺的时候，所以墨旱莲的凉可以忽略不计。服用二至丸一般不会上火。

163

二至丸不单单可以调理女性的白发，还可以调理肝肾不足导致的耳鸣、腰膝酸软、失眠多梦、脾气暴躁，强筋壮骨、强壮牙齿，预防骨质疏松，让眼睛更加明亮，对女性血热导致的月经量提前也有帮助。

二至丸有中成药，如果买不到中成药可以去药店抓药，自己煎水喝，方子如下：女贞子12克，墨旱莲12克。

中成药可以服用1个月左右，建议晚上服用，可以养阴，有助于睡眠。汤药，每日1剂，建议服用20天。

愿你在二至丸的帮助下，乌发如云。

摩罗丹

小叔的一位"粉丝"得了"恐病症",她的病本身不怎么严重,但心态却提前崩了。

事情是这样的,这位"粉丝"给小叔发了一条消息,小叔没有及时回复,她就一口气重复发了 3 条一模一样的信息,大意是她要得癌症了,求小叔一定要救救她,说得很严重,可怜兮兮的。

细问才知,这位"粉丝"不过是得了萎缩性胃炎,只因医生无意中说了一句"这个胃病离胃癌最近",于是她整天忧心忡忡,感觉自己真患了胃癌一样,恳求小叔帮帮她。

于是小叔推荐了一款中成药给她,这款中成药是专门治疗萎缩性胃炎的,可谓是萎缩性胃炎的专方、特效方,小叔曾推荐给很多"粉丝",效果很好。

这款中成药叫作摩罗丹。

小叔对摩罗两个字很有好感,因为小叔大学时期的一位老师就叫摩罗,他才华横溢又个性十足,很受学生喜欢。所以,当小叔第一次听说摩罗丹这个药名时就很感兴趣,对它研究了很久。

为什么这个治疗胃病的药叫作摩罗丹呢？小叔是这样理解的，"摩罗"是梵语，寓意魔鬼，摩罗丹意思就是降服胃病这个"魔鬼"的灵丹。

下面我们来看摩罗丹的配方成分：百合、茯苓、玄参、乌药、泽泻、麦冬、当归、白术、茵陈、白芍、石斛、九节菖蒲、川芎、三七、地榆、延胡索、蒲黄、鸡内金。

这是一个"大方"，足足有十八味药，小叔向来不太喜欢药物组成太多的方子，但这个药效果实在太好，而且萎缩性胃炎是一个非常复杂的病，需要全面系统的调理，所以这个方子组成偏多，可以理解。

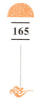

165

萎缩性胃炎的主要症状就是胃胀、胃痛，痛得不是很厉害，隐隐约约的，胃口不好，食欲不振，饭量很少，吃一点儿就感觉胃胀。同时还伴随着烧心、反酸、打嗝等症状。

引发萎缩性胃炎的原因有很多，摩罗丹可以一一攻克。

摩罗丹有祛邪的成分，也有扶正的成分。胃里有邪气，先要把邪气祛除，才好扶正。胃里的哪些邪气会引发萎缩性胃炎呢？

首先是湿气，湿气会困住脾胃，让脾胃像"呆子"一样，失去动力，没有食欲，还会引发恶心反酸。湿气会把胃撑大，导致胃胀。胃里有湿气，胃容纳的食物就会少，自然就会让人吃得少。湿气郁积久了就会化热，湿热会导致烧心。

所以摩罗丹里面有清热祛湿的药，如泽泻、茵陈、茯苓、九节菖蒲。

久病必瘀，萎缩性胃炎是一个慢性病，少则五六年，多则十多年。萎缩性胃炎一定会有瘀血，瘀血会导致胃痛，即不通则痛。胃里有瘀血，气血流通不畅，就会引发胃痛。为什么会萎缩呢？就是因为有瘀血，瘀血越来越多，让胃越来越萎缩。

所以，摩罗丹这个方子中有多味活血化瘀的药，如当归、川芎、三七、蒲黄、地榆。

有瘀血就会疼痛，所以这里还有缓急止痛的白芍、行气止痛的延胡索与乌药。说真的，所有的胃病最终归结起来就是一个字"痛"，能够把胃痛解决就很了不起了，基本上一半以上的胃病就都可以治疗了。

好了，把胃里面的湿热清除了，又把胃里面的瘀血解决了，接下来就可以扶正了，胃病三分治七分养，不能一味地攻邪，还要扶正、补益。如何补益呢？摩罗丹里主要用了滋养胃阴的药，这种药可以促进胃液分泌，让胃蠕动加快，从而提高胃动力。

滋养胃阴的药有四味：百合、麦冬、玄参、石斛。这些药可以养、可以润、可以补，基本上属于甘润的滋补药。

不过从这个角度来说，摩罗丹更适合胃阴不足的萎缩性胃炎，就是舌苔比较薄、舌质偏红、容易口干的那种。因为滋阴的药比较滋腻，容易让舌苔变厚。如果舌苔白厚腻，说明脾胃虚寒，就不适合用摩罗丹了。

摩罗丹直接用了"健脾圣药"白术。只要是脾胃不好、虚弱的都离不开白术。为什么治疗胃病的方子中要加入健脾的药呢？因为脾、胃是一体的，是一个系统，互为表里，胃不好势必会导致脾不好，反过来脾好了也会对胃产生积极的影响。脾主升清，胃主降浊、主受纳，脾主运化。脾的升清功能强大了，胃的降浊能力也会加强，脾的运化好了，胃的受纳就强，胃口就好，就不会动不动胃胀了。

最后还加了一味鸡内金，鸡内金既可以辅助白术健胃，又可以辅助活血化瘀、消食开胃，促进胃消化。

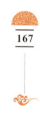

这个就是专门为萎缩性胃炎患者打造的摩罗丹，基本上适合所有的萎缩性胃炎，除了一种不适合，那就是脾胃虚寒引发的胃痛。胃寒，不能喝凉水、不能吃水果，冷风一吹就胃痛的人不适合。

这款药比较温和，需要长期服用。中成药的药性本来就缓慢，治疗胃病的药就更加缓慢，需要服用 3 个月左右的时间。服药期间需饮食清淡，情绪平和。具体服用方法见说明书。

少腹逐瘀颗粒

有不少宝妈问小叔,小孩经常性肚脐周围痛有什么方子能治,其实这个问题也是小孩身上常见的一个问题,它的主要表现就是肚子痛,反反复复,主要是肚脐那一周和右下腹阵发性疼痛,但并不剧烈,隐隐作痛,而且这种腹痛发作往往是在感冒期间或不小心吃多了东西的时候,同时还可能伴有发热、腹泻、呕吐、便秘的症状,医生诊断这种情况为肠系膜淋巴结炎。

我们知道淋巴是身体的免疫器官,当身体受到邪气攻击时,它才会跳出来奋起反抗。因为这种腹痛多发生在学龄前小孩子的身上,成年人几乎没有,所以我们就要从小孩子的体质上着手,来考虑它的病因。

小孩子的身体是什么格局?肝常有余,脾常不足,他们的脾胃还不够强壮,所以他们很容易积食,这些积食如果没有及时通过其他的方式化掉,就会囤积在肠胃,形成瘀滞。

再就是当今社会,很多年轻的父母都不懂如何正确地喂养子女,给他们吃一些雪糕、冷饮、奶茶,这些寒凉的东西对脾胃的伤害是很大的,更何况小孩本身脾胃稚嫩,如果本就有积食,经常贪食寒凉更是雪上加霜。阳化气,阴成形,积食本身就需要动力去推动,结果这些生冷寒凉让它们冻得更结实了,导致肠胃里的垃圾不仅难以排出去,还会慢慢地驻扎,形成瘀血。

为什么感冒发热容易引起肠系膜淋巴结炎发作呢?因为淋巴本身就是免疫器官,当外邪入侵时,它就是抵御外邪入侵的"关口",小孩子脾胃虚弱就会正气不足,没有"内鬼"引不来"外贼"。

积食就是引发小孩感冒发热的主要原因之一,这边已经水深火热了,外邪一来就是火上浇油,肠系膜淋巴直接报警,召唤更多的气血来攻邪,但因为这边已经把路堵死了,就像一个交通瘫痪的十字路口,怎能不引发疼痛呢!

既然知道这一块很顽固,是一团瘀血,那要解决肠系膜淋巴结炎的问题,就要想办法把瘀血化掉。说到活血化瘀,有一个人可是专家,那就是有着"化瘀第一人"之称的王清任,小叔第一时间想到的就是他专门针对少腹部瘀血问题开出的少腹逐瘀汤。少腹部指的就是肚脐以下这一块,而肠系膜淋巴结炎发作就是在肚脐周围。

少腹逐瘀汤的方药组成如下:五灵脂、蒲黄、元胡、小茴香、干姜、肉桂、当归、川芎、没药、赤芍。

五灵脂和蒲黄的组合就是大名鼎鼎的失笑散,它能让被

169

瘀血疼痛折磨的人在服用之后忍不住笑出声来，所以叫作失笑散。五灵脂是寒号鸟的粪便，寒号鸟以石斛为食，产下的粪便也有药效，具有行气止痛、活血化瘀的功效。

小孩的肠系膜淋巴结炎正是由于积食导致的，所以，五灵脂用在这正好以浊化浊、以毒攻毒。而蒲黄不寒不热，药性平和，味道甜中带辛。大家知道，甘味的东西一般能够缓急止痛，而辛味可以行气，疏散身体内的瘀滞。

元胡又能助失笑散一臂之力，元胡又叫延胡索，是一种天然的止痛药，可以行气止痛，尤其擅长化解肚脐周围瘀血凝结的痞块。

小茴香、干姜和肉桂都是温阳的。小茴香可以暖肾阳，干姜可以暖脾阳，肉桂可以暖心阳。心阳、脾阳和肾阳就是人身上三个阳气的发动机，阳化气，阴成形，阳气足了，身体里那些阴寒的、成形的痞块才能化开。

当归和川芎，是"养血第一方"四物汤里的两味药，小叔之前分享四物汤的时候说过，四物汤里暗含了春、夏、秋、冬四季轮回变化之道，当归能够补血活血，代表了春天的生生无穷之道；川芎被称作血中气药，能够上行头面、下行血海，旁开郁结，力道强大，瘀血不去新血不生，瘀血化开才能长血，这代表一片繁茂的夏天。

与滋阴养血的白芍不同，赤芍既可以活血化瘀，又可以缓急止痛。没药则是地丁树上分泌的一种树脂，在树木受伤时自然分泌而出，因此，它是地丁树自我疗伤的秘药，所以它具有行气止痛、活血化瘀的功效。

这就是针对小孩腹部瘀血疼痛的少腹逐瘀汤，现在有了中成药，叫作少腹逐瘀颗粒，给小孩子使用更加方便。

因为肠系膜淋巴结炎基本上都是由于饮食不节导致的，所以小叔建议少腹逐瘀颗粒配合保和丸一起来用，服药期间要注意饮食，戒掉一切生冷寒凉的食物，饮食也要清淡，不要吃太多肥甘厚腻这些难以消化的食物。配合仙人揉腹法，见效更快，如果服用 7 天之后没有任何改善，就不要用了。

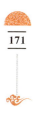

茴香橘核丸

小叔下面介绍的中成药，是解决一种难言之隐的，这种病男女老少都会有，发作时比较痛苦，腹股沟、阴囊或睾丸坠胀肿大并伴随着难言的疼痛，相信大家已经猜出来了，它就是疝气。

简单来讲，疝气大体上可分为 3 种，即寒疝、热疝、狐疝。

寒疝，顾名思义，就是受寒导致的疝气，表现为腹股沟、下阴，或睾丸、阴囊位置有肿大、冷痛，这股疼痛感会上传到腹部，甚至到达胸胁，男士主要表现为阴茎收缩、阴囊寒冷、四肢变冰凉。

导致寒疝最直接的原因就是下体受寒，如在一些冰凉潮湿的地方坐的时间长了，或经常风吹雨淋，饮食方面吃了过多的生冷寒凉食物，时间一长，小腹或下体就会变得坠胀，形成寒疝。所以，中医养生有句话讲"冬不坐石，夏不坐木"，讲的就是这个，让大家尽可能地规避阴寒潮湿的环境。

有寒疝就有热疝，热疝表现为下阴红肿热痛，而且不能触碰，一碰疼得更厉害，还伴随着小便短赤，舌苔又厚又黄，这种情况的发生主要是因为湿热下注。

还有一种叫作狐疝，表现同样也是下腹部坠胀疼痛，男士则连带着睾丸一起往下坠，严重的甚至必须用手托着。此外，狐疝最典型的表现就是当人站立的时候坠胀疼痛感非常明显，当人躺在床上时，一切又都恢复如常，就像狡猾的狐狸一样昼伏夜出，所以被称作狐疝。

无论是寒疝还是热疝，想要调理都离不开调肝，因为发病的这些位置正是肝经循行的路线。寒疝多由肝经受寒导致，热疝则由肝有湿热引发，而狐疝则是因为过度劳累导致的中气下陷，以致小肠脱入阴囊，时上时下，如果不能及时调理，久而久之则形成一种器质性的病变。此外，调理疝气，离不开调气，同时气凝结于此，久而久之产生瘀滞，所以需要化瘀。另外，这些位置都处于下焦，下焦的问题还要调肾，肝肾同源，肾好了，肝也会受益。

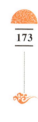

173

有一款中成药是专门调理寒疝的，叫作茴香橘核丸。

茴香橘核丸的配方成分如下：小茴香（盐炒）、八角茴香、橘核（盐炒）、荔枝核、补骨脂（盐炒）、肉桂、川楝子、延胡索（醋制）、莪术（醋制）、木香、香附（醋制）、青皮（醋炒）、昆布、槟榔、乳香（制）、桃仁、穿山甲（制）。

这个方子的侧重点就是行气止痛、暖肝化瘀。

小茴香和八角茴香，大家应该都不陌生，这两味可是厨房里常见的调味品，炖肉离不开它们，为什么炖肉要放它们呢？一是因为它们是香料，有很浓郁的香气，中医讲"芳香化湿"，它们能将肉里的湿气给化掉；香还能"醒脾健脾"，振奋脾胃之气；茴香、八角都是辛温的食材，可以散寒止痛，治疗肝寒导致的疝气，可以说是一种特效药，民间常常单独用小茴香打粉热敷治疗疝气。

小茴香还可以调理女人的痛经、盆腔积液，小茴香在这里还单独用盐炒，咸能入肾，可以让药效直达肾经，散掉肾经里的寒气。所以小茴香和八角在这里是引子，将药性引到女性的卵巢和男性的睾丸处，解决这些地方的问题。

橘核和荔枝核同样也是解决疝气问题的要药，它们就是橘子和荔枝的核，如果大家知道这两样东西这么厉害，肯定不会随便把它们丢掉。所以，学习中医之后，你会发现自然界的万事万物都是可用之材，没有任何一样东西是多余的，只不过要看把它们放在什么位置上。它们都是核，也能解决"核"上的问题，睾丸就是一种"核"，因为被一团气包裹而出现问题，橘核可以破气，专门针对那些凝聚在一起的气结，疝气也同样是一团疏散不开的气，所以需要橘核这股破的力量。

174

其实，学习中药有时候不需要死记硬背，大家要有取向类比的能力，观察一下荔枝，你是不是觉得它的形状很像蛋蛋，而荔枝核对应的就是睾丸，这样一联想，它的作用自然能记得牢。与橘核一样，荔枝核同样有行气散结、祛寒止痛的功效,它们都是种子,所以都能入肾,解决下焦的问题。

补骨脂,补骨补的是哪里? 自然是肾,它填补的是肾精,给肝肾排寒提供原动力。肉桂辛温,可以中和川楝子的苦寒,这里为什么要用川楝子呢? 主要是因为它可以疏肝理气,这里去除了它的寒性,增强了它行气散结的功效。

延胡索是天然止痛片,可以行气、止痛、化瘀。乳香、莪术和桃仁任何一个拿出来都是活血化瘀的王牌。疝气本身就是一种瘀堵,气凝形成的瘀滞,乳香和莪术还有行气止痛的功效,桃仁可以润肠通便,把化掉的瘀血通过肠道排出去。

与陈皮不同,青皮更加年轻威猛,陈皮像是成熟稳重的中年人,青皮则像是充满活力的少年,陈皮行气,青皮破气,它和橘核搭档,把积聚在下阴的寒气通通散开。木香可以行气健脾,香附被称作"气病总司",有强大的疏肝理气的功效。

槟榔性温能入肝经,可以行气导滞,尤其擅长治疗下焦气结在一起的疾病,把它们给破开排出去。昆布可以软坚散结、利水消肿,解决肿胀的问题。穿山甲的穿透力极强,所以治疗这些结成的包块儿自然是手到擒来。

好了,这个就是解决寒疝的中成药茴香橘核丸,如果有寒疝的问题,大可以试一试。

有朋友可能会问:"小叔,你只说了寒疝,那热疝和狐疝怎么办呢?"

狐疝因为与过度劳累、中气下陷有很大关系,所以在服用茴香橘核丸的同时，配合补中益气丸即可，日常注意休息，不要过度劳累，坚持吃一些补益脾胃的药物。至于热疝，其实小叔早已经介绍过解决它的中成药了，那就是龙胆泻肝丸，它在解决肝胆湿热的问题上可谓是"大将军"般的存在，如果有热疝的问题，选它就可以了。此外，要记住，平常一定要注意忌口，不要进食过多的油腻事物、辛辣刺激的食物，否则这些问题最终还是会找上你。

小活络丸

小叔接下来介绍的中成药,是解决寒湿的,是为中老年朋友准备的。寒湿会导致全身的关节疼痛,以及手脚的麻木、活动不便、屈伸不利。例如,很多人早上起来手指是僵硬的,很多人患有各种关节炎,遇冷加重,被医院诊断为风湿病或类风湿等,不管是什么病名,只要符合寒湿、遇冷加重、冬天晚上容易发作、各种麻木冷痛就可以用这款中成药。

如果是轻度的寒湿、麻木、冷痛,可以用小叔的升阳版三通汤;如果是重度的寒湿、麻木冷、痛,就可以用小叔下面介绍的中成药了。

这个中成药就是小活络丸,它的配伍很简单,但很精妙,这也是小叔分享它的理由,组成如下:制草乌、制川乌、胆南星、乳香、没药、地龙。

我们现在来分析一下这个小活络丸到底是如何缓解全身麻木冷痛、关节不利的。

前面说过,导致全身关节问题的,无论是风湿还是类风湿,无非源于三个方面,即寒、湿气、瘀血。寒湿通常联系在

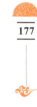

177

一起、"狼狈为奸"。寒湿是主要原因,因为寒湿会导致气血凝滞,凝滞就会引发不通,不通则痛。所以,解决寒湿是首要任务。

这里的寒湿不是普通的寒湿,是多年的老寒湿,特别顽固,一般的温阳散寒、化湿的药物对它不起作用,非得要大辛、大热、大燥的药物,符合这个特点的只有草乌了。草乌或川乌都是乌头的根。大家对可能不太熟悉,但附子,大家应该知道,附子也是乌头的根,不过附子温阳散寒的力度要小,是乌头的子根,草乌是乌头的母根,这就好比母姜与子姜的区别。自然姜还是老的辣,所以草乌比附子要厉害得多、猛烈得多,即大辛、大热、大燥,辛可以散,热可以温,燥可以化湿,对顽固的、多年的寒湿有很好的效果。

草乌有毒,不能生用,必须要久煮或炮制。这里用的是炮制过的草乌或川乌,所以大家不用担心,按说明书服用就没有问题。

接下来我们看乳香、没药和地龙这三味药。前面说过,寒湿会导致瘀血,瘀血就会导致关节不利、疼痛麻木。这个瘀血如何解决呢?这里用了三味药,即乳香、没药和地龙。乳香与没药是一对组合,可以行气止痛、活血化瘀,是消除气滞瘀血导致的疼痛的良药。张锡纯就特别喜欢用乳香、没药,他的名方活络效灵丹里面就有乳香、没药。地龙就是蚯蚓,也有活血化瘀的作用,别看蚯蚓身子软软的,它可是有很强的穿透力,有一股钻劲儿,可以钻进土壤里,又可以钻出来,疏通土壤,用在我们的身上就可以疏通经络、活血化瘀。

最后用了一点儿胆南星,起祛风化痰的作用,把身体的痰化掉,这样经络血脉就会更加通畅。

这就是小叔给大家介绍的中成药小活络丸,如果你身体的寒湿特别重,全身有麻木疼痛、关节肢体屈伸不利就可以试试。小叔建议,寒湿症状不太重的就先不用小活络丸,毕竟小活络丸是猛药。孕妇不要用,阴虚者需要配合滋阴的药,如石斛等。

请在专业医生的指导下服用此药。

179

复方紫草油

下面小叔分享的这款中成药是用于救急的。人生在世，难免会出现意外，对女人来说更容易出现这样的意外，是什么意外呢？女人在厨房做菜，难免会被烫伤或烧伤，小叔曾经就因为炒菜被油烫伤了，可惜那时候还不是很懂中医，没有及时处理，以致现在手臂上还留有被烫伤的痕迹。所以，家里常备一款可以解决烧伤、烫伤的中成药是很有必要的。而且，这款中成药对多种皮肤病都有效果，如各种皮炎、湿疹、荨麻疹、皮肤干痒、带状疱疹、褥疮等，不需要内服，只需要抹一抹，不含激素，全是天然本草，局部皮肤红肿热痛、发痒都可以用。

这款中成药就是复方紫草油。

复方紫草油的配伍非常精妙，这是小叔推荐的理由，方药组成如下：紫草、忍冬藤、白芷、冰片。

紫草，你看它名字中带一个"紫"字，证明它是紫色的，那紫色入什么呢？入心，所以紫草入血分，又因为紫草是寒凉的，所以紫草可以凉血、活血、化瘀。很多时候我们的皮肤痒,就是因为血里面有热,血沸腾了,所以才会引发瘙痒,尤其在冬天,血虚、血热会导致皮肤瘙痒。烧伤、烫伤、晒伤也是,也是热毒进入了血分,所以需要凉血止痒,让血安静下来,不再闹腾。另外,紫草中含有一种油润的成分,所以还可以润肤、滋阴,烧伤、烫伤一定会伤害皮肤的阴,或者说津液,紫草可以把这些津液补回来。

复方紫草油的主要成分就是紫草。与紫草配伍的还有什么呢?有忍冬藤。烧伤、烫伤会导致热毒,如何解决这个热呢?大家可能对忍冬藤还不太了解,但金银花大家应该熟悉,金银花是寒凉的,清热解毒良药,忍冬藤就是金银花的藤,所以也有清热的功效,同时可以疏通经络、祛风湿,对湿热导致的筋骨痹证很有效果,对湿热导致的各种皮肤病也很有效果,通常采用煮水外洗的方式,如宝宝红屁屁或起红色疹子就可以用忍冬藤煮水外洗。现在更方便了,不需要煮水了,直接用复方紫草油涂抹就可以了,因为复方紫草油里面就有忍冬藤。

接下来给紫草"打下手"的就是白芷了,白芷辛温,芳香开窍,对鼻炎、鼻子不通效果很好。白芷用在这里起止痛、化脓、消除腐烂肌肉的作用,可以化腐生肌,生出新的肌肉。烧伤、烫伤是不是痛?白芷来帮你。烧伤、烫伤或其他皮肤病,会不会使皮肤糜烂或红肿化脓?白芷来帮你。

最后一味冰片是药引子,能够快速地把药性带到需要的地方,而且冰片行气作用很强,可以快速疏通经络与血脉,例如,某个地方痒,经络不通了,冰片可以行气疏通、止痒止痛。冰片是辛凉的,所以对红肿热痛效果很好。很多外用治疗皮肤病的方子都会用到冰片这个药引子。

这就是小叔分享的中成药复方紫草油,大家可以常备家中,以备不时之需。这个药只针对轻度烧伤、烫伤,重度烧烫伤者请及时就医。皮肤过敏的人要小心使用,孕妇不要用。

复方石淋通片

关于治疗结石，小叔写过很多篇文章了，如猪苓汤加减、三金排石汤、醋加鸡内金、穿破石等，不过这些都是药方子，需要自己去抓药、熬药。有人说："小叔，时间条件不允许，熬药太不方便了，有没有不错的排石中成药呢？"

不是没有，而是很多排石的中成药，要么方子过于复杂，要么就太简单了，就一味药，小叔一直没有找到认为合适的。不过小叔一直在留意，最近终于找到一款很不错的中成药，它的名字叫作复方石淋通片。

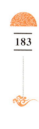

183

复方石淋通片的方药组成如下：广金钱草、石韦、海金沙、滑石粉、忍冬藤。

复方石淋通片的成分很简单，仅有五味药，但配伍很巧妙，我们一起来分析一下，看看这个复方石淋通片到底是如何排结石的。

首先，第一员大将隆重登场，它就是"排石第一草"，又叫化石草，千金不换，价值千金，所以叫作金钱草，长得也像铜钱一样。广金钱草就是指广东的金钱草。广东有十大名药，如广陈皮、广藿香、广佛手等。金钱草是治疗任何结石都必须要用的药，几乎所有排石的方子或中成药中都有金钱草，它可以直接把结石化掉，排出去，甚至只用一味金钱草也可以排石。

第二味药也是专门排石的，金钱草如果排第一，它可以排第三、第四，它就是海金沙。很多人看到这个名字，以为海金沙是海里面的沙子，然而并不是，它是一种植物，海金沙的藤叫作海金藤，海金沙的孢子或种子叫作海金沙，颜色金黄，细如沙子，所以叫作海金沙。海金沙也可化石，味道有点儿甘，比较寒凉，可以清热利湿。海金沙可以治疗五淋，即血淋、砂淋、石淋、膏淋、热淋，其实就是各种泌尿系统疾病，如尿路感染，尿急、尿痛、尿频等，都可以用海金沙。

金钱草与海金沙是复方石淋通片的主要成分，其他都是助攻。中医认为，结石主要是由水热互结造成的，说简单一点儿就是由湿热凝滞导致的，所以要想结石更快排出，就要清热利湿，让身体发一场大水，把结石冲刷干净。所以这里用了石韦与忍冬藤来清热利湿。石韦是专门针对下焦湿热的，喝进去以后尿就多起来了，利尿作用非常强大。忍冬藤是金银花的藤。金银花大寒，可清热解毒，忍冬藤也是寒凉的，可以祛湿、清热、利尿，对治疗湿疹有很好的效果。一般用忍冬藤煮水外擦可以调理湿疹，宝妈可以学会这个方法。

最后一味滑石粉，一看就是助攻排石的，它可以是润滑剂，也可以在清热的同时滋阴。滑石粉味甘性寒，有一股滑利的作用，可以利小便，它更主要的作用就是让通道、孔窍通畅滑利，让结石痛痛快快地排出去。没有滑石，结石排出去比较艰涩，甚至造成刺痛，有了滑石就好多了，会减少很多痛苦。

这就是小叔分享的中成药复方石淋通片。大家可以直接去买中成药。如果买不到，另一个可替代的中成药叫作排石颗粒，效果也不错，肾结石、胆结石患者都可以用，按说明书服用即可。

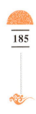

玉泉颗粒

关于糖尿病,小叔推荐过很多方子,反馈最好的是小叔自拟的降糖茶饮方,简简单单三味药,泡茶喝,让很多人的血糖降下来了。小叔也没想到效果这么好。不过这个茶饮方对血糖不太高、没有吃西药降糖药的人效果好,针对血糖很高、长期吃降糖药的人,效果会慢很多,需要更猛一点儿的药,例如,接下来小叔分享的中成药玉泉颗粒。

这款中成药的名字取得很美,听到"玉泉"这两个字心里面生起一种清凉的感觉。那这个玉泉颗粒是针对什么样的糖尿病患者呢?我们且看它的配伍:人参、黄芪、地黄、麦冬、乌梅、五味子、葛根、天花粉、甘草。

小叔的"资深粉"应该一眼就能看出这个玉泉颗粒是针对什么类型的糖尿病了。这里面大量用滋阴的药,可见主要是针对阴虚的人。2型糖尿病患者,如果是阴虚型,可以用玉泉颗粒。糖尿病有阴虚、阳虚、阴阳两虚之分,阴虚糖尿病属于初级,比较好调理。

阴虚糖尿病的主要表现是什么呢?就是特别爱喝水。

小叔的一位朋友到了某个地方第一时间就是要喝水,而且爱喝凉水,他说胃里面好像有一股火,这就是虚火。他还特别爱吃东西,消谷善饥,一会儿就觉得饿了,同时还伴随着五心烦热、失眠多梦、头晕耳鸣、心浮气躁等症状。大家抓住主要特点就好了,即阴虚型糖尿病患者喜欢喝凉水、舌头很红、舌苔很薄,符合这些症状就可以用玉泉颗粒了。

玉泉颗粒里面有麦冬,起滋阴、凉润的作用,它里面有很多胶质、黏液,这种有很多黏液的食物或药物都可滋阴。这里面还有地黄,地黄是大地的精髓,补肾精很好的一味药。天花粉也是滋阴的,它不是粉,是瓜蒌根,可以清热化痰、润肠通便,最厉害的就是滋阴,可以解决很多糖尿病患者的口渴问题,不过一定要是阴虚型糖尿病。

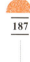

玉泉颗粒中还有酸味的药,即乌梅、五味子。乌梅很酸,五味子有五种味道,主要的还是酸味。为什么要用酸味的药物呢?加上后面的甘草就是酸甘化阴了。这是中医一个很重要的理论,就是酸味药与甘味药组合可以化阴,这个阴就可以滋润我们的身体。

这里还用了葛根,葛根性凉,用在这里也起生津止渴的作用,解决糖尿病患者的口渴问题。至于用茯苓,是为了防止这么多的滋阴药产生湿气,所以用茯苓祛湿。

最后还有人参与黄芪。它们可以帮助这些滋阴的药更好地被利用,把这些滋阴的药气化成津液。只有被气化才会

187

滋润我们的身体,不然补进去的阴还是阴,这就是喝水却不解渴的原因。人参补气,同样也可以生津,黄芪补气,气行则水行,它还可以强壮脾胃,加强脾胃的运化作用。黄芪对缓解糖尿病水肿效果很好。

这就是玉泉颗粒,适合阴虚型糖尿病患者如果你符合阴虚症状,就可以吃起来了。这款中成药在药店就可以买到,按照说明书服用即可。

西黄丸

大家还记得小叔曾经写过的有关阳和汤的文章吗？阳和汤可以把骨头里的寒湿逼出来，特别适合怕冷的人，有风湿病或类风湿性关节炎的人，用阳和汤效果不错。阳和汤既补充阳气又散寒祛湿。阳和汤特别善于调理各种骨头上的病，小叔的"粉丝"反馈，用阳和汤调理股骨头坏死的效果不错。

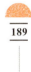

189

阳和汤是清代名医王洪绪发明的，下面小叔要介绍王洪绪的另一个名方，可以说是中药"抗癌第一方"，在肿瘤界已经非常有名了，一些医院都把这个中药作为抗癌首选中药方。

这个名方就是西黄丸，它的药物组成很简单，仅有四味药，即麝香、牛黄、乳香、没药。

下面我们来分析一下这个方子，到底是如何治疗肿瘤的。

中医认为癌症指的就是身体里面长了一些坚硬的肿块，例如，中医讲乳岩就类似现在的乳腺癌。乳房里面长了像岩石一样坚硬的肿块，这不就是乳腺癌吗？所以中医调理癌症的思路首先是疏通经络、活血化瘀、软坚散结，然后是清热解毒，解决"癌毒"。

西黄丸里面最主要的药是牛黄。牛黄就是牛的胆结石，现在的牛黄特别珍贵，天然牛黄更贵。很多名贵中成药里面都有牛黄，如安宫牛黄丸、片仔癀等。

牛黄为苦寒之品，可以清热解毒，人在高热昏迷的状态下用牛黄效果最好。牛黄还可以化痰开窍，适合治疗热证导致的中风。牛黄用在这里抗癌就是通过解毒的作用。

麝香也是非常名贵的中药材，不亚于牛黄，天然麝香更弥足珍贵，还好现在有人工麝香。麝香是香料药中最香的一味药，香气袭人，因为香到极致了所以有一点儿臭。芳香药可以开窍，麝香的开窍作用是排在第一位的，可以通行十二条经络，可以这么说，麝香进入身体无所不达，可以打通身体任何一个地方的瘀堵，哪里有肿块，它就去哪里。麝香是一种抗癌药物，如食管癌患者用麝香治疗效果较好。

190

因为麝香具有强大的行气走窜作用，所以孕妇是不能服用的，孕妇闻一闻都有可能导致流产。我们试着想象一下，孕妇肚子里面的胎儿就像个"好肿块"，麝香都可以让这个肿块流失。所以，麝香对身体里面那些恶性的肿块，消肿效果是没有哪味药可以比拟的。

最后两味药是一个组合，即乳香与没药。乳香、没药都是外来的中药，是树的树脂。乳香行气止痛的作用比较好，没药活血化瘀的作用比较好,强强联合,可以消除气滞血瘀导致的肿块与疼痛。

这就是古方中的"抗癌第一方"西黄丸,可清热解毒、消肿散结、活血化瘀。

西黄丸唯一的缺点就是有点儿寒凉,适合治疗热毒导致的肿瘤。另外,服用西黄丸会消耗一定的正气,气虚的人可能需要配合其他扶正的药。

利胆排石片

小叔下面分享一个调理胆结石、胆囊炎的中成药。

小叔之前分享过一些调理胆结石的方子,如大柴胡汤、穿破石、醋加鸡内金等。这些方子需要自己熬药,很多人不太方便,也坚持不下来,所以接下来小叔分享一个可以排胆结石的中成药。

治疗胆结石的中成药很多,小叔精挑细选了一个,而且还能调理胆囊炎,这款中成药叫作利胆排石片。

下面我们来看这个中成药的配伍:茵陈、黄芩、木香、郁金、枳实、厚朴、大黄、槟榔、芒硝、金钱草。

接下来,我们一起通过分析这个中成药的配伍,来弄明白中医到底是如何治疗胆结石的。

胆结石,就是胆里面多了不该有的东西——胆汁的瘀滞,胆汁没有及时地排出去,加上湿气,一起形成了结石。很多不吃早餐的人容易得胆结石,因为早上胆汁分泌最多,最需要去消化食物,早上不吃早餐,这些胆汁就只能留在胆里面。所以解决胆结石,第一步就要疏泄,把这些胆汁疏泄出去。如何解决疏泄呢?那就要靠肝了,肝胆相照,肝主疏泄,

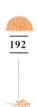

如果肝气郁结，那么这些胆汁也很难疏泄出去。所以，这个方子里就要有疏肝理气的成分。

郁金，起疏肝作用，与柴胡有点儿类似。气行则水行，如何行气呢？这里用了木香、枳实、厚朴。木香还可以止痛，胆结石发作起来的时候很痛。枳实与厚朴，可以解决整条消化道的瘀滞与积食，一鼓作气把这些脏东西全部排出去。胸满用枳实，腹满用厚朴。

接下来是清热利湿的药材。前面说过，胆结石、胆囊炎多数是由湿气化热，与胆汁郁结而成。湿气如何解决呢？这里用了茵陈，茵陈是治疗肝胆湿热的一味非常重要的药，对消除黄疸效果很好，而且可以快速降转氨酶。祛湿解决了，接下来就要去热，这里用了黄芩，黄芩可以清肺热、清肝胆之热，可以清全身的热。

193

最后把结石排出去。排石之前要先化石，即软坚散结，把大颗粒化成小颗粒。这里用到金钱草就是起直接化石的作用，它号称"化石第一草"。另外，芒硝也可以化结石，可以软坚散结。

一切准备就绪，只欠"东风"了，于是找来大黄与槟榔帮忙。大黄推陈出新，冲刷肠道，以摧枯拉朽之势把结石排出去。槟榔来协助，它可以处理身体里的"三废"，即废气、废水、废渣，可以降全身的浊气，是身体的清洁工，帮助大黄一起把这些结石排出去。

这个就是治疗胆结石与胆囊炎的中成药利胆排石片。这款中成药可以直接在药店买到，按照说明书服用即可。

气滞胃痛颗粒

话说小叔的一位朋友,跟家人吵架了,气得不行,好几天胃都不舒服,胀胀的。开始忍着,后来胃越来越痛,痛得出冷汗,晚上睡不着。没办法只得半夜给小叔发微信求助。小叔询问了详细情况,推荐了一款中成药。她服用后,感觉舒服了很多,服用 3 天后,她的胃就不胀也不痛了。

关于胃痛这个话题,小叔写过很多文章,有的胃痛是因为受寒,姜枣茶或理中丸可以解决;有的胃痛是因为湿气太多,香砂养胃丸或藿香正气可以调理;有的胃痛是因为吃多了积食,保和丸可以解决;有的胃痛是因为瘀血,三通汤或有机三七粉可以搞定。最迷惑人的是肝气不舒导致的胃痛,就是生气或长期压抑、郁闷导致的胃痛,治疗这种胃痛,很多人只去解决胃的问题,其实根源在肝。所以,要疏肝理气、和胃止痛。

用什么解决呢?很多人会想到逍遥丸,逍遥丸疏肝的效果不错,止痛就差了一点儿。下面小叔分享一个专门针对生气导致的胃痛的妙方,它就是气滞胃痛颗粒。

我们来看气滞胃痛颗粒的配方：柴胡、延胡索、枳壳、香附、白芍、炙甘草。

很简单的配伍，我们来一起分析一下这个气滞胃痛颗粒到底是如何解决胃痛的。

从药名上看，我们已经了解这个药治疗气滞导致的胃痛。什么样的气滞呢？气滞也分很多种，寒湿、瘀血都会导致气滞。这里的气滞特指因生气或肝气不舒导致的肝气郁结。肝气横逆克脾土，肝气停在这里不走了，阻碍了胃气的升降，使气堵在胃里，自然就会造成胃胀，当然也会导致胃痛，因为中医讲"不通则痛"。这就是肝气不舒、气滞胃痛的原理。

195

治疗这种胃痛，首先要疏肝，让肝舒服，让肝逍遥，让肝气自由、缓慢、有序地往上升。肝气舒畅了，肝主疏泄的功能就会恢复，身体的气机也会顺畅。这里用什么来疏肝？用柴胡，柴胡是"疏肝第一药"，必须要用。疏肝后就要理气了，用什么理气？用"理气第一药""气药总司""女科统帅"——香附。香附，特别香，香就可以行气、理气。配合香附的还有枳实。枳实是"破胸锤"，可以疏通胸部瘀堵之气。中医讲"胸满用枳实，腹满用厚朴"，可见枳实可以宽胸下气，是解决胃胀非常重要的一味药。

接下来的三味药都是治标的，一个是延胡索，延胡索是直接行气止痛的，是天然止痛药，小叔之前分享过元胡止痛片,里面最主要的就是延胡索,又叫元胡。芍药与甘草也是止痛的,是缓急止痛,甘草可以缓,白芍可以柔,肝着急、火爆的时候,白芍可以柔肝养血,让肝不那么着急。芍药与甘草可以解决身体任何紧急状态下的疼痛,从头到脚的疼痛。

这就是气滞胃痛颗粒,专门调理生气导致的胃痛,如果你也有这种情况,不如试试此药。不要问小叔剂量了,这是中成药,按照说明书服用即可。

最后小叔还是那句话:"不生气,不生病。"

健胃消食片

身体不通，又虚的人看过来，一款中成药既补又通，强壮脾胃。这款中成药其实已经很出名了，小叔一直没有分享的原因是，之前它的广告太多了、随处可见。这款中成药可以解决这个时代的普遍问题：营养过剩。可以说是这个时代的"清道夫"，有人问，时代的"清道夫"不是保和丸吗？对，是保和丸。但小叔这里分享的这款中成药不仅有保和丸有的效果，还有保和丸没有的效果，不仅通，而且还补。家有小孩子，脾胃不好、消化不良、动不动就吃撑、经常大鱼大肉的，一定要记下。

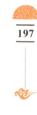

197

它就是曾经风靡一时的健胃消食片。

我们来看健胃消食片的配方：太子参、陈皮、山药、炒麦芽、炒山楂。

仅五味药，配伍真的很不错。这么简单的配伍，让人看起来很舒服，清清爽爽。

小叔分享健胃消食片有四大理由。

第一大理由，这款中成药既补又通，很多人吃多了，积食，属于不通，同时又伴随着脾胃虚弱，不是吃多了，而是脾胃运化不好了，吃一点儿就消化不好。这种人单纯用保和丸用久了就会消耗正气，进一步加剧脾胃的虚弱，从而会导致更严重的积食，更严重的消化不良。那怎么办呢？健胃消食片就是不错的选择，消食化积的同时还强壮脾胃，两不误，两手都要抓，两手都要硬。

健胃消食片中补的成分有哪些？有怀山药、太子参。怀山药，民国神医张锡纯把怀山药当作救命之药，怀山药可以启动脾胃功能，强壮脾胃第一妙药。太子参，属于人参的一种，性子比较温和，可以健脾益气，帮助脾胃运化。

通的成分有哪些呢？有陈皮、山楂、麦芽。陈皮理气健脾、化痰，可以解决脾胃的运化功能与积食导致的痰湿。山楂与麦芽都是炒的，炒过的才可以消食。没有炒的山楂可以活血化瘀、温经通络，没有炒过的麦芽可以疏肝理气。

第二大理由，这个药真的太安全了，几乎没有任何副作用，因为都是食物，都是药食同源的食材，简简单单，没有大辛大热，也没有大苦大寒。即便吃错了也没有关系，就当食物就好了。

第三大理由，这款中成药非常便宜，物美价廉。

第四大理由，健胃消食片非常实用，可以随身携带，吃多了胃胀、腹胀可以吃,吃多了腹泻可以吃,吃多了呕吐恶心、打嗝反酸可以吃,吃多了睡不好可以吃,吃多了便秘可以吃,吃多了没有食欲也可以吃,还可以用来辅助调理慢性肝炎。

如果家有小孩子,小孩子比较瘦又挑食,胃口不好,这款既补又通的健胃消食片就可以准备上了,这种情况,比单纯用保和丸效果好。

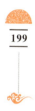

安神补脑液（片）

下面小叔与大家一起来聊聊补脑这件事。

一说起补脑，大家都很喜欢，谁不希望自己更聪明呢？有一档综艺节目叫作《最强大脑》，收视率特别高。尤其是中老年人，会觉得自己脑子越来越不好使了，记忆力越来越差，早上吃的饭菜晚上就忘记了。更多人会担心得老年痴呆，影响自己的晚年生活，还会拖累家人。

中医到底如何补脑呢？小叔首先分享一款中成药，这款中成药的成分是这样的：鹿茸、制何首乌、淫羊藿、干姜、大枣、甘草。

简简单单的六味药，就可以强壮大脑，对脑力劳动者、容易焦虑的人、神经衰弱的人、晚上入睡困难的人特别友好。

我们现在来分析一下，这款中成药到底是如何补脑的。

先思考一下，我们的大脑到底靠什么滋养呢？靠的就是大量的脑髓，脑为髓海，脑髓又从哪里来呢？是从肝肾里面来的，即肾主骨生髓。我们说的精髓，得先有精才有髓，这个精就藏在肾里面，补精就要补肾，精足了脑髓才会充足。所以,要想强壮大脑最重要的就是要补肾。

这个方子用了两味药来补肾,一个是"补肾之王"鹿茸,鹿茸就是鹿的角,这个角还是肉乎乎的,还没有角质化,这个时候鹿茸的生发力、生长力最好。鹿的奔跑速度特别快,本身就是阳气很充足的动物,鹿茸又是长在鹿身上最顶端的东西,属于阳中之阳,所以鹿茸大补肾阳。更加奇妙的是,鹿茸又是血肉有情之品。血肉有情之品,与人类的身体相符,不仅可以壮阳,还可以滋阴、补精血。所以,鹿茸用在这里其实就是补精血。精血足了,脑髓才会源源不断地被生产出来,进而去滋养大脑。

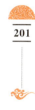

201

另一个是淫羊藿,淫羊藿是纯粹补肾阳的。淫羊藿是女人的"加油站",男人的"发动机",壮阳效果特别好,对肾阳虚的男人特别友好,可以促进精子液化,加强精子活力,改善阳痿、腰膝酸冷、遗尿滑精、白带清长、大小便失禁、起夜频繁、手脚冰凉等症状。

前面说了,要想强壮大脑,一是要强壮肾,鹿茸与淫羊藿可以强壮肾。强壮大脑还需要强壮肝,因为肝肾同源,精血同源,肝藏血,肾藏精。如何强壮肝呢?这里用了何首乌来补肝血。何首乌,大家都知道,对头发好,就是因为何首乌能补肝血,发为血之余,肝血足了,头发才会茂密乌黑。对女同志来说,调理头发,更需要补肝血,因为女人以肝为先天。有人会担心何首乌有小毒,会损害肝功能,放心吧,这里的何首乌已经炮制过,安全无毒。

我们接下来看干姜、甘草、大枣这三味药,这些药大家应该都很熟悉,组合在一起就是姜枣茶。为什么要用这三味药呢?为了强壮后天之本。后天之本是什么呢?就是脾。为什么要强壮后天之本呢?因为后天之本好了,先天之本才好。先天之本是肾,肾好了,才会有精髓,才会强壮大脑。另外,脾胃是气血生化之源,身体的任何部分都需要气血的滋养,气血足了,大脑才会强壮、灵活。干姜、甘草、大枣可以加强脾胃的运化作用,促进吸收,让身体的营养更加丰富。

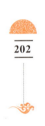

如果你也经常过度用脑,像小叔这样,每天都在思考:如何传播中医文化?明天该写什么文章?直播时该说什么?该拍什么内容的视频?特别适合服用此款可以补脑安神的中成药。如果你有神经衰弱,有一点儿动静就睡不着或者睡觉轻,也可以试用这款中成药。它可以改善头晕、耳鸣、记忆力不好、手脚冰凉、腰膝酸冷等。

不过小叔需要提醒一点,这个方子比较温,适合偏肾阳虚的人,如怕冷的女人和中老年人,纯阴虚的人就不适合,如小孩子或正处于青春期的人。阴阳两虚的人,配合石斛原浆,可以滋补全身的阴分。

这款中成药叫作安神补脑液或安神补脑片。直接去药店购买,按照说明书服用即可。孕妇、哺乳期妇女不要服用。

龟鹿二仙胶

一款中成药,既补阳又补阴,既补气又补血,阴阳两虚的人看过来。

很多人分不清自己到底是阴虚还是阳虚,怕热是阴虚,怕冷是阳虚,又怕冷又怕热是什么虚?自然是阴阳两虚了。其实到了一定年纪,大多数人都是阴阳两虚。因为阴虚久了就会阳虚,阳虚久了就会阴虚。所以,善补阴者必从阳中求,善补阳者必从阴中求。

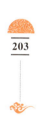

下面小叔介绍一个方子,既可以解决阴阳两虚,又可补气、补血,还可以补五脏六腑,特别适合虚劳的朋友,就是总感觉自己哪都虚,一天到晚没有精力,去医院查又查不出什么问题的人。

这个方子叫作龟鹿二仙胶,方药组成如下:鹿角、龟板、枸杞、人参。

方子很简单,配伍却很精妙。

龟鹿二仙胶的主角就是鹿角与龟板。

首先来看鹿角,它是解决阳气不足的。我们知道,鹿特别善于奔跑,速度特别快,生殖能力特别强,所以鹿是非常具有阳气的动物。鹿角又是鹿的最顶端,属于阳中之阳,所以这里用鹿角来补阳气。鹿角是男人的"发动机",女人的"加油站",可以补精血,特别适合虚寒的人。

而且,鹿角最善于打通督脉,督脉属于奇经八脉之一,在后背,主一身的阳气。鹿角可以强壮督脉,自然可以补阳气。记住一句话:鹿得天地之阳气最全,善通督脉足于精者,故能多淫而寿。

接下来再看龟板,龟板来自于乌龟的腹部。所谓"千年的王八,万年的龟"。龟为什么这么长寿? 因为它特别安静,有自己独特的呼吸法。乌龟是最安静的动物,阴主静,所以乌龟得天地之阴气最厚,善通任脉,足于气者,故能伏息而寿。

大补阳气的鹿角善于打通督脉,大补阴气的龟板善于打通任脉,任脉就是我们前面胸腹最中间的一条,主一身阴气,所以龟板特别善于滋阴。

龟鹿,一个善于补阳,一个善于滋阴,是不是把阴阳问题都搞定了? 而且龟鹿属于血肉有情之品,人也是血肉有情之品,同气相求,所以龟鹿容易被人消化吸收。

接下来是两位"配角",一个是人参,一个是枸杞。人参可以补气,枸杞可以补肝血。这样阴阳同补的同时,气血也调了。

龟鹿二仙胶有中成药,大家可以去药店看看,特别适合更年期阴阳两虚的人。身体很强壮的人,舌苔特别厚腻、痰湿很重的人不太适合服用。

养血生发胶囊

关于解决脱发问题，小叔已经分享过很多方子了，无奈脱发的原因太复杂，加上现在的食品安全问题比较多，各种"科技与狠活"，以及不规律的生活习惯，导致很多人的脱发调理起来很困难。治疗脱发有很多方子，例如，七宝美髯丹，是针对肝肾亏虚的；二至丸，是针对血虚血热的；一味茯苓饮，是针对脂溢性脱发的；生地茜草膏，是针对血虚血瘀的；养发茶乌元康，是比较全面的综合性的茶饮方。

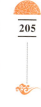

205

小叔这里再分享一款中成药，这款中成药针对脂溢性脱发，就是那种一天不洗头发，出油很多的脱发。

这个中成药叫作养血生发胶囊，方药组成如下：制何首乌、熟地黄、菟丝子、当归、川芎、羌活、木瓜、白芍、天麻。

其中的四味药，女人特别熟悉，它们是当归、熟地黄、白芍、川芎。这不就是四物汤，四物汤最养女人，最补女人血，是"千古补血第一方"。这个方子之所以叫作养血生发胶囊，就是因为里面有四物汤。

有人问了："小叔，你不是说这个方子是主要针对脂溢性脱发的吗？血虚也跟脂溢性脱发有关系吗？"当然有了。中医认为，发为血之余，肝藏血，所以养发一定要补血。如果血虚了，就会引发肝风，血虚生风，这个肝风就会把痰湿，也就是油脂带到头皮，头皮被油脂堵了，头发得不到气血的滋养，自然就会脱落了。脂溢性脱发通常有两个原因，一个是吃多了肥甘厚味，导致生痰湿，痰湿会让头油多，造成脂溢性脱发；另一个是血虚风燥，血虚引发风动，也会让头皮痒、出油。

所以，这个方子治本就是把血养起来，血足了，风就没了。为了配合四物汤更好地养血，这个方子中加了专门乌发的何首乌。何首乌是通过大补肝肾来乌发的，一方面补肝，一方面补肾。发为肾之华，头发是肾开出来的花朵，头发好不好最终要看肾好不好。所以这里除了用何首乌补肾，还有熟地黄补肾精，肾精足，头发才茂密乌黑。

头发是一定要固的，肾也是要固的，肾主封藏，肾藏精的能力越强，头发越牢固。所以这里加了专门固脱的菟丝子。菟丝子，很有意思，专门寄生在植物上，它的固守能力特别强。菟丝子可以补肾固精，让脱发牢固。

接下来就是治标了，前面说过，血虚生风，生的就是肝风，肝风就像自然界的大风，大风一吹，树叶纷纷掉落，同样的道理，肝风一动，头发出油，头发掉落。所以这里用了专门祛风的天麻、羌活、木瓜。天麻一方面息风，一方面养肝阴；羌活祛风善于走头面，可以把头面的风驱赶出去；木瓜可舒筋活络,柔肝养血,让肝的性子不那么着急。

这就是针对脂溢性脱发的养血生发胶囊。容易生气、熬夜多、纵欲强、身体偏瘦、头油多、毛发特别稀疏细软的人可以试试这款中成药。

这款中成药可以直接在药店买到。要服用多久呢?至少服用 1 个月。1 个月有效果可以继续服用,直到脱发好得差不多了。1 个月没有效果就不要服用了。肝肾功能不全的人不建议服用。

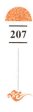

207

辛芩颗粒

治疗过敏性鼻炎，有一款很好的中成药，治标又治本。

小叔的一个朋友有过敏性鼻炎，每到秋天就发作，晚上就会打喷嚏、流鼻涕，一包纸巾都不够用。因为他不怎么接触中医，也一直没有时间好好调理，就这样拖了十年。后来这位朋友的妈妈找到了小叔，问小叔如何调理。他妈妈说孩子没有时间熬药，最好有中成药，小叔就推荐了一款中成药给她。然后她就给孩子买回去，又把小叔的文章发给朋友看。朋友看了，很惊讶，这位文小叔我认识，这么多年没见了，想不到他这么懂中医了。

缘分这件事真的很难说。以前这个朋友没有缘分认识中医，现在通过妈妈与中医结缘。后来朋友服用了1周小叔推荐的中成药，他的过敏性鼻炎就好得差不多了。

这款中成药就是辛芩颗粒。

我们来看一下辛芩颗粒的配方组成：细辛、黄芩、白芷、苍耳子、荆芥、石菖蒲、桂枝、防风、黄芪、白术。

这个方子的配伍很不错，小叔一看就很喜欢，简单明了，不故弄玄虚。那么这个辛芩颗粒到底是如何治疗过敏性鼻炎的呢？又是如何治标又治本的呢？大家学习中医，一定要知其然，还要知其所以然。

我们先看治标的。过敏性鼻炎的"标"在哪里？在鼻子，所以治标的药是直接针对鼻子的。鼻子要通，就要用通鼻窍的药，这里有细辛、白芷、苍耳子、石菖蒲。

细辛，细而辛烈，走窜性很好，这种细而辛的东西可以宣肺、开窍。细辛是一味治疗鼻炎非常重要的药材。细辛有小毒，散剂有一种说法叫"细辛不过钱"，一钱约 3 克，也就是说一剂药不得用超过 3 克。不过也没有那么严重，如果是汤剂就不受这个限制，张仲景的方子中，细辛一般都会超过 3 克。小叔和徒弟们也试过 8 克或 10 克也没有问题。不过需要注意的是，不能久服，一般服用 7 天左右。

白芷也是通鼻窍的，白色入肺，白芷有一股辛香，芳香开窍，可以直接打开鼻窍，还可以解决鼻子化脓的问题。

苍耳子更不用说了，是鼻炎妙药，苍耳子的作用像针刺一样，有破、有通的作用。苍耳子可以直接疏通督脉，鼻子与督脉相连，督脉疏通了，阳气就会升上来，去疏通鼻子。

石菖蒲也可以开窍，即开九窍。野生的石菖蒲特别香。有一次，小叔朋友带来一点儿野生的石菖蒲，闻一闻，神清气爽，鼻子很舒服、很通透。

以上是治标。那治本又如何治呢？过敏性鼻炎的人最怕风，为什么怕风？因为肺气虚，肺气不足，肺主皮毛，肺气不足,皮毛功能就弱,皮毛是身体的第一道防线。皮毛功能弱了,就无法抵挡风邪。所以这里用黄芪来益气固表,用白术来强壮脾胃,用防风直接驱赶风邪。看看,这个组合就是经典的玉屏风散,像屏风一样把风邪挡在外面。

这个方子中又加了一点儿荆芥来协助防风祛风。荆芥还有一大优点,那就是抗过敏。对过敏导致的各种痒有很好的效果,如鼻子痒、眼睛痒,这些都是过敏性鼻炎的症状。中医说风盛则痒,这个风邪来了,就会导致痒,荆芥祛风止痒的效果很强大。

最后加了一点儿桂枝与黄芩。加入桂枝是为了补充阳气,过敏性鼻炎患者很多是阳气不足,桂枝辛甘发散为阳,可以强壮心脏,补心阳,温通经络。桂枝就好比太阳,太阳一出来,阴霾散去,肺就好比天空,天空的乌云就好比肺里面的寒气水饮。太阳一出来,乌云就散了。桂枝一用上,肺里面的寒气就慢慢消散。

为什么还要加入一点儿黄芩呢?黄芩是寒凉的,可以清肺热。这里用黄芩主要是为了防止这个方子过于温燥,其中都是温药,只有黄芩是寒凉的,防止上火。

这就是治疗过敏性鼻炎的中成药辛芩颗粒。如果你也有怕风,气不足,打喷嚏,流清鼻涕,鼻塞,鼻子痒,免疫力差,容易感冒等症状,就可以试试辛芩颗粒。一般建议先服用 7 天看看,有效果就继续服用,直到症状差不多消失。

建议发作的时候用,风热或肺热导致的鼻炎不适用。

柴胡舒肝丸（颗粒）

小叔要分享一个经典方子，这个方子是给爱生气的人用的，尤其对女人来说，生气是健康的"第一杀手"，生气会导致各种各样的疾病，最伤肝，这个方子就是给肝气不舒的人用的。

这个方子不是逍遥丸，逍遥丸大家都很熟悉了，一般的肝气不舒，轻度的生气可以用逍遥丸，逍遥丸药效相对缓和。下面小叔分享的方子疏肝力度比逍遥丸大很多，适合经常生气，尤其是很喜欢生闷气的人。

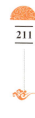

这个方子已经有 500 多年的历史了，出自明朝的《医学统旨》，是肝气不舒的克星，配方组成如下：柴胡、香附、白芍、枳壳、陈皮、川芎、炙甘草。

这个方子的名字叫作柴胡疏肝散，有中成药，中成药叫作柴胡舒肝丸或柴胡舒肝颗粒。如果是急性病，服用三五天就可以了；如果是慢性病，建议服用 21 天。

接下来，我们来学习一下这个方子，看它到底妙在何处。

这里面蕴含了一个千古名方，不知道大家有没有看出来,著名的小柴胡汤与逍遥丸都是在这个名方的基础上发展而来的,它就是四逆散。四逆散就四味药,即柴胡、枳壳、白芍、炙甘草。它是疏肝理气、调气机、调升降的鼻祖方,可以治疗一切气机不顺导致的症状。柴胡可疏肝解郁,是"解郁第一药",消除任何与气机不顺相关的症状都需要疏肝,因为肝主疏泄,肝主气机,肝气不舒了,身体的气机就会紊乱,就会出现气滞,出现各种胀满、胀痛的症状。柴胡解郁第一,无论是逍遥丸还是小柴胡颗粒都离不开柴胡。

柴胡疏肝,可以升达肝气,肝不仅有肝气还有肝血,肝气解决了,肝血如何解决呢? 这里用白芍来柔肝养血,白芍可以滋补肝阴,与柴胡一阴一阳,柴胡疏肝,让肝舒服,肝自己发挥作用,白芍安抚肝,让肝的性子不那么着急,温柔一点儿、慢一点儿。柴胡让肝开心,白芍让肝温柔,可以说是经典的搭档。

为什么要加入枳壳呢? 因为肝气不舒,这股气容易往上走,导致气逆气滞,枳壳刚好可以降气、行气、破气。气逆者降之,枳壳可以解决,气滞者散之,枳壳可以解决,气结者破之,枳壳也可以解决。

理气、行气、破气的药会损失一定的正气,所以这里用一点儿炙甘草来守中、来补气,补中益气,同时补充身体的津液,与白芍配合,酸甘化阴,缓解温燥药伤阴的副作用。

你看四逆散这个方子,柴胡升,枳壳降,甘草守,身体的气机就恢复正常了。

柴胡疏肝散在四逆散的基础上加了三味药，即香附、川芎、陈皮。

为什么要加香附呢？因为要加大疏肝理气的力度，柴胡疏肝，香附理气，香附是气病之"总司"，也就是说，是气药中最重要的一味药，一切气滞都可以用香附，香附理气的速度与力度远远大于柴胡。香附还是女科元帅，很多妇科疾病都与肝气不舒有关，需要用到香附。

为什么要加入川芎呢？这个应该好理解。肝气不舒，气滞了，气是推动血液运行的力量，气运行缓慢了，血自然也会运行缓慢，慢慢就会形成瘀血。瘀血形成后反过来又会阻碍气机的运行，所以为了解决气滞的后遗症，需要活血化瘀，这里就用了川芎。川芎是活血化瘀药，又是血中气药，不仅入血分，还入气分，可以行气，速度也很快，上行头面，下行血海，中开郁结。

213

为什么要加入陈皮呢？原因有二，陈皮也是理气的，可以配合柴胡与香附，加强理气的作用。陈皮又可以燥湿化痰，中医讲"气行则水行，气滞则水停"。气滞了，身体就容易产生湿气，产生痰浊，所以用陈皮来燥湿化痰。

这就是小叔分享的比逍遥丸更厉害的疏肝方子柴胡疏肝散，可以解决肝气郁结导致的症状，尤其是肝气郁结导致的各种疼痛，如生气头痛、眼睛痛、耳聋耳鸣、口腔溃疡、胸胁胀痛、胃痛、腹痛、痛经等,可以调理气滞血瘀导致的黄褐斑、乳腺增生、子宫肌瘤等妇科疾病。

记住,轻度的肝气不舒用逍遥丸,重度的肝气不舒用柴胡疏肝散。由于这个方子疏肝理气的作用比较强大,温燥的药材比较多,气虚的人服用可以配合补中益气丸,阴虚的人可以配合酸梅汤或石斛粉。记住孕妇不要吃。

补脾益肠丸

一位"粉丝"向小叔诉苦，说自己脾虚很严重，吃东西不吸收，人很瘦，稍微不注意吃一点儿生冷寒凉或油腻的食物就会拉肚子，去外面就餐十有八九会拉肚子，尤其是吃火锅后更是如此，经常肚子痛，肚子胀胀的，即使在家里清淡饮食，一天也要跑三四次厕所。去医院检查说是肠炎，吃了很多药就是不好，希望小叔给一些意见。

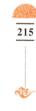

小叔想了想，推荐了一款中成药给她，认为比较适合她的情况。没想到过了一段时间后，她又来留言说："谢谢小叔，我用补脾益肠丸解决了长达二十多年的肠炎，现在再也不用担心吃坏肚子了。"

小叔推荐的中成药就是补脾益肠丸，这是一个专门解决脾虚的方子，同时可以改善肠道功能，解决慢性腹泻问题。

接下来，我们来学习一下这个方子，它的配方组成如下：黄芪、党参、白术、白芍、当归、炙甘草、肉桂、炮姜、砂仁、延胡索、木香、荔枝核、补骨脂、煅赤石脂、防风。

这个方子先解决脾虚的问题，再解决肠道的问题，肠道的问题根源在于脾虚,所以这个方子治标又治本。

脾虚会导致很多症状,如腹痛、腹泻、腹胀,就像文章开头,"粉丝"反馈的那样,稍微不注意饮食就拉肚子,感觉自己的胃肠是玻璃做的,特别娇气脆弱。

脾虚为什么会导致腹胀、腹痛、腹泻呢? 因为脾主运化,脾可以运化水谷精微,可以运化水湿,如果脾的运化功能不好,那么吃进去的食物就不会变成营养物质,自然就要通过腹泻排出去。另外,脾胃运化不好,会导致身体里的水湿增多,这些水湿进入肠道,使大便变稀,自然也容易引发腹泻。

另外,脾主升清,脾气要往上升,如果脾气虚了,清气就不往上升了,就会下降,下降到肠道,肠道里面的气就多了,气堵在这里了自然就会导致腹胀,腹胀到一定程度就会引发腹痛。如何解决呢? 身体的本能就会通过排泄解决这个腹胀、腹痛。所以,腹泻是身体的一种自救反应。

明白了原理,我们再来看看补脾益肠丸是如何解决这个问题的。

看补脾益肠丸的药名就知道了,这个方子先补脾。如何补脾? 最主要的就是把脾气补起来,把脾胃健运起来。这里用了黄芪来补气,用党参配合黄芪来补中益气,再用白术来健脾。这三味是治本、扶正,通过强壮脾胃来解决腹泻问题。

脾虚分脾气虚和脾阳虚,如果脾的阳气不足了,就无法腐熟食物,这就好比煮饭时的火力不够,导致煮出来的饭带有夹生一样。另外,脾胃阳气不足的人,不能吃生冷寒凉的

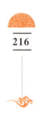

216

食物，也不能吃油腻的食物，一吃就会拉肚子。所以这里用了炮姜来温阳，直接补脾胃的阳气。这里还有肉桂，为什么要加肉桂呢？因为肉桂不仅可以补肾阳，还可以补心阳，脾胃属土，居中间，脾胃的阳气来源于心阳与肾阳。

另外，针对脾阴虚，这里用白芍、当归、炙甘草来滋阴养血。白芍与炙甘草合在一起还可以解决腹痛的问题，可以缓急止痛。

这个补脾的方子考虑得很周到，脾气、脾阳、脾阴都照顾到了，但主要解决的还是脾气。

治本已经解决了，接下来治标。不是肚子里的气多了吗？不是腹胀吗？那就要梳理气机，要用到行气、理气的药，这里用了木香、砂仁、延胡索、荔枝核。

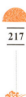

217

这些药都可以行气、理气，气行起来了，就不会气滞，没有了气滞，肚子就不胀了，自然也就不痛了。而且气行则水行，气滞则水停，气顺了，气流通了，肠道里面的水湿就容易化掉，没有了水湿，就不会肠鸣腹泻了。要知道不管治疗什么样的腹泻一定离不开祛湿。

最后用更治标的药来直接止泻，用什么药来止泻呢？用收摄固脱的药，这里用的是赤石脂与补骨脂，它们有很强的收敛收涩作用，可以涩肠止泻。

这就是小叔分享的中成药补脾益肠丸，大家直接去药店买就可以了，按照说明书服用即可。如果你也有脾虚导致的慢性腹泻，不妨试试补脾益肠丸，建议服用21天。

小青龙颗粒

关于鼻炎,小叔曾写过一篇文章,专门介绍了一个治疗鼻炎的方子——桔梗元参汤,这个方子是小叔开公众号以来分享的方子中反馈很好的方子之一,很多"粉丝"用这个方子成功解决了鼻炎的问题。但依然有很多人说这个方子对他们无效,为什么会这样呢? 原来他们得的不是普通鼻炎,而是过敏性鼻炎。

现在患过敏性鼻炎的人很多,小叔身边就有好几个,例如,一位小姐姐,说自己对花粉过敏,大好春天人人都喜欢去公园赏花,她却不能去,说闻到花粉就过敏,鼻子痒、打喷嚏,打得人都虚脱了。还有一位小兄弟,他年纪轻轻,说自己春天最容易患过敏性鼻炎,一个晚上喷嚏连连,鼻涕直流,睡都睡不好,太难受了。

过敏性鼻炎的主要症状就是鼻痒、鼻塞、打喷嚏、流清鼻涕,尤其以打喷嚏表现最为突出。为什么这个时代患过敏性鼻炎的人越来越多了呢? 小叔研究了很久才发现,这个时代有一种叫作冷饮的东西是过敏性鼻炎的罪魁祸首。几乎所有患过敏性鼻炎的人都有长期大量喝冷饮的经历,他们每天都要喝大量的冷饮,如冰镇的奶茶或冰镇的可乐、啤酒等,这样冰镇的饮料直接伤害了肺脏的阳气,造成大量的寒湿停留在肺里,平时没有受寒的时候不会发作,一旦遇到外界的寒冷,自身的阳气就抵抗不了,促使过敏性鼻炎发作。

诱因可能是吹空调、吃寒凉的食物、喝冰镇的饮料、遇到冷空气,也可能是遇到了花粉、尘螨等。

《黄帝内经》讲"形寒饮冷则伤肺,肺开窍于鼻",所以要想治好过敏性鼻炎,一定要戒掉冷饮。

之前小叔介绍的桔梗元参汤对过敏性鼻炎有一定效果,但对受寒比较严重的,如既有表寒又有里寒的过敏性鼻炎,效果就差了。打喷嚏、流清鼻涕都是表寒症状,长期大量喝冷饮又会造成肺里面有寒湿,这样里外寒邪夹击引发的过敏性鼻炎最难治。

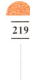

最难治,但也不是不可以治,小叔终于发现了一个专门针对这种过敏性鼻炎的方子,它就是"医圣"张仲景的名方小青龙汤。

张仲景有四大名方,分别以四大神兽来命名,即朱雀汤、真武汤、白虎汤、青龙汤。以四大神兽来命名说明这四个方子效果非常好,威力无限,尤其是小青龙汤,为治水名方,"龙"说明这个方子威猛,说明这个方子见效快。龙能治水,又是最具阳气的物种,即龙腾龙升,这就意味着小青龙汤可以升发我们的阳气,从而祛除身体里面的寒邪。

接下来,我们一起学习一下小青龙汤这个方子,方药组成如下:炙麻黄、芍药、细辛、干姜、炙甘草、桂枝、五味子、法半夏。

大家记住,小青龙汤治疗外有表寒、内有寒饮导致的过敏性鼻炎。

怎么判断自己的过敏性鼻炎适不适合用小青龙汤呢?例如,下雨天、秋冬季节遇冷发作的过敏性鼻炎。一方面风寒束表,你会有风寒感冒的症状,怕冷、流清鼻涕;另一方面有大量的、清晰的痰或白色泡沫痰,舌苔白厚,上面还飘着一层水湿,舌头胖大、有齿痕。或花粉过敏、寒凉引发的过敏性鼻炎都可以用小青龙汤。

小青龙汤是怎么解决外寒里饮导致的过敏性鼻炎的呢?小青龙汤兵分三路,各个击破。

第一路大军,解决表寒的问题,由麻黄、桂枝、细辛来完成。

体表受了寒,风寒束表,毛孔闭塞。肺主皮毛,毛孔闭塞了,肺气就得不到宣发,得不到宣发怎么办呢?所以只能通过打喷嚏把体表的风寒赶走,把毛孔打开是第一要务。麻黄、桂枝、细辛都有辛温解表、宣肺通窍的作用,协同作战,共同抗击外邪。

麻黄是一种草,非常细,因为细,所以能够打开我们的毛孔。它是管状的,也就是说,它的茎是中空的,因为空就有通的作用,能够宣肺、开肺窍。麻黄属于轻薄之品,善于走上焦、走心肺、走气分。

桂枝也是辛温解表药,那么麻黄与桂枝有什么区别呢?区别就是麻黄解表的力度比桂枝更大,桂枝能够走到肌肉,麻黄能够走到毛孔。麻黄主要走气分,桂枝走血分,通常麻黄与桂枝合用,强强联手,发汗的力度就很猛。

麻黄与桂枝强强联合力度已经很猛了,再加上细辛就更完美了。细辛,是帮助麻黄、桂枝解表的,可以帮助麻黄解表、帮助桂枝解肌。细辛有一股细而辛烈的香味,这种香味特别善于走窜,疏通经络的作用很强,宣散的作用也很强,它可以直接把肺里面的寒邪、湿邪宣发出去。

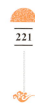

221

第二路大军,解决肺里面有寒湿的问题,由芍药、干姜、半夏、五味子来完成。

表寒解决了,现在来解决里面的问题,肺里面有什么问题呢?

第一个问题就是肺里有寒,肺里有寒用什么解决?用干姜。干姜辛温,是治疗阳虚之要药,因为它有辛散的作用,所以善于解决上焦心肺阳气不足的问题。例如,因为受寒引发的心绞痛,一味干姜饮就可以缓解。心就像太阳,肺就像天空,肺里面有寒就像天空乌云密布,这个时候干姜用上去就等于太阳出来了,把乌云刺破,很快乌云就变成了白云,阴霾的天变成了蓝蓝的天。

第二个问题就是有湿气，这个由什么来解决呢？白芍。白芍用在这里，一方面与桂枝搭配，一升一降，一阴一阳，调和营卫，调和阴阳，也可以缓解桂枝、麻黄、细辛宣散过度，缓解它们的温燥。白芍主要作用是滋阴养血，是四物汤主要成分之一。白芍用在这里还有一个妙处，就是利小便，它的药性是往下走的，可以把身体里面的湿气通过小便的形式排出去。

第三个问题是有大量的白痰。因为肺里面的寒湿久久宣发不出去，就凝结成痰，痰堵塞了肺窍。怎么解决痰的问题呢？用半夏。痰太多了，半夏单打独斗难免寡不敌众，这个时候干姜可以派上用场了，干姜性热，痰是阴邪，干姜的热刚好可以温化这些阴寒的痰。痰被干姜温化后，再被半夏化掉。

这里为什么会用五味子呢？主要是解决肺气上逆的问题，不断打喷嚏就是肺气上逆的表现。五味子可以让肺气稍稍收敛一下。

第三路大军，稳稳地守住中焦，保护脾胃之气，由干姜、炙甘草来完成。

干姜与炙甘草可以启动脾胃功能。干姜可以温中，温化脾胃，脾得温则运。炙甘草救津液，直接补充脾胃的气血。干姜是阳，炙甘草是阴，一阴一阳就可以让脾胃这个轮子运

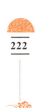

转起来了。因为小青龙汤里面有太多猛药,辛散的药,容易耗散津液,所以用炙甘草与干姜来保护一下脾胃。阴虚的人,喝了这个方子可能会口渴,不要紧,千万不要喝冷水,可以喝点儿酸梅汤,或者在方子中加麦冬 9 克。

总之,一定要记住,小青龙汤治疗的是遇寒引发的,冷空气过敏或吃了寒凉食物引发的鼻炎。

因为这个方子是猛药,不建议久服,最多服用 7 天,如果 7 天没有效果就不要用了。每日 1 剂,药渣可以用来泡脚。服药期间不要受寒,不要吃生冷寒凉。

因为里面有细辛,如果肝肾功能不全的人不建议服用。孕妇不要服用。

223

对了,小青龙汤现在已经开发出了中成药小青龙颗粒,更方便一些。

小儿麻甘颗粒

在流感肆虐的季节,单纯流感还不可怕,最怕流感引发急性肺炎,急性肺炎可能会导致生命危险。那么问题来了,针对急性肺炎患者,医院会给输液、吃抗生素,于是很多宝妈在后台留言,不想让孩子输液怎么办?难道中医就没有方子可以治疗急性肺炎吗?当然有,下面小叔就把这个方子介绍给大家。

大家还记得当年的"非典"吧,经历过的人现在回想起来仍不免心有余悸。中医在非典时期不负众望,力挽狂澜,靠的是什么?靠的就是文小叔接下来要隆重推荐给大家的方子,它就是张仲景的麻杏石甘汤。

张仲景的方子从来都是效果神速,只要是发高烧引起的肺炎,尤其是小儿肺炎,服用麻杏石甘汤效果非常好。

为满足大家,尤其是宝妈们迫不及待的心情,先把方子公布:麻黄 10 克,杏仁 10 克,石膏 30 克,甘草 10 克。

关于剂量问题,不同的大夫开出的有细微差别,这里给出的是一代名医李可常用的剂量。这个方子中的麻黄要先

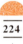

煮 20 分钟，把水面泛起的白沫去掉，然后再将其他药一起放进去煮半小时。请在当地专业医生的指导下用药。

接下来我们解读下麻杏石甘汤。

一篇文章有一篇文章的中心思想，一个方子也有一个方子的中心思想。那么，麻杏石甘汤的中心思想是什么呢？

麻杏石甘汤的中心思想是：退烧、退烧，再退烧！清热、清热，再清热！

"敌人"已经攻打到大本营了，肺，这个娇气的"小公主"已经火烧火燎了，再继续烧下去，就"糊"了，所以，当务之急要集中优势兵力攻打"敌人"，防守已经没有任何意义。所以，这个方子的力度很猛，它绝不是温吞水，以祛邪为主。

225

麻黄这味药，文小叔之前提的不多，它是什么样子的？它是一种草，非常细，因为细所以能够打开我们的毛孔。它是管状的，也就是说，它的茎是中空的，因为空就有通的作用，能够宣肺、开肺窍。麻黄属于轻薄之品，善于走上焦、走心肺、走气分。

大家不要想的那么复杂，只要记住 4 个字就可以了：辛温解表。

之前，文小叔说过桂枝汤，桂枝也是辛温解表药，那么麻黄与桂枝有什么区别呢？区别就是麻黄解表的力度比桂枝更大，桂枝能够走到肌肉，麻黄能够走到毛孔。麻黄主要走气分，桂枝走血分，通常麻黄与桂枝合用，强强联手，发汗的力度很强。

但在这个方子里用的不是麻黄的发汗作用，而是宣肺、打开毛孔的作用。

麻黄与大黄同样都是刚烈的"将军"，大黄把"敌人"从大肠、从下面赶走，麻黄把"敌人"从上面、从全身的毛孔赶走。

打个比方，肺里有很多热邪，就好比家里的空气很闷热，此时要把闷热的空气放出去该怎么办呢？打开窗户！打开窗户后，闷热的空气就散出去了。麻黄的作用就好比开窗，窗户是什么？窗户就是毛孔。毛孔一打开，盘踞在肺里面的热邪就会散去。

注意：这里的杏仁可不是我们经常当作零食吃的那种甜杏仁，而是苦杏仁。

杏仁有一股轻香，这股轻香使得杏仁药性能够往上走，与麻黄一样起到宣肺的作用。与麻黄一起用可以增强麻黄宣肺解表的作用。杏仁是苦的，苦能够往下走，苦杏仁又是种子，种子类药物都有一种油润之性，能够润肠通便，所以苦杏仁能够把肺里面的热邪赶到大肠里，以大便的形式排出去。

杏仁这味药就有上行下走的作用，能够宣肺、降肺气，所以可以治疗咳嗽。很多治疗咳嗽的方子里都有它，急性肺炎的一个症状就是咳喘。

杏仁在这个方子里不是主要成分，负责协助麻黄。

　　前面说过,麻黄把窗户打开了,盘踞在肺里面的热邪有了出口,一些热邪会自动散去,但还有更多的热邪非常顽固,就是不肯走怎么办呢? 不怕! 麻杏石甘汤的中心思想就是清热祛邪,清热祛邪靠的就是石膏这味君药。

　　石膏,是一种矿物质,寒能够迅速去掉肺和胃里面的火,所以能够退热。石膏有一股下行的力量,且力量很猛,所以此药行的是霸道。

　　石膏不仅能够下行,更能够透表,什么叫透表? 就是把身体里的热邪通过体表透发出去。石膏虽然能够清热,但张锡纯认为石膏不是很寒,也不怎么伤正气,所以他经常单用一味石膏来解决小孩子的发热问题。

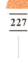

227

　　如果把这里的石膏换作桂枝,就是张仲景另一个大名鼎鼎的方子麻黄汤了。麻黄汤发汗的作用非常强,风寒感冒没有汗的,麻黄汤是首选。麻黄与桂枝组合可辛温解表,在这个方子里,麻黄与石膏组合可辛凉解表,可见石膏在麻杏石甘汤这个方子有里举足轻重的地位。

　　善于思考的人会问了:"小叔,我们平常吃的豆腐里含有石膏,那我胃里有火,且有些便秘,是不是多吃点儿石膏豆腐就可以缓解啊?"

　　是的,太对了。胃火旺盛的人可以用豆腐白菜汤食疗。

　　石膏一上场,盘踞在肺里的热邪一溜烟似的跑得无影无踪了。

甘草在这里的作用是什么呢？缓急止痛，调和诸药，补中益气。

麻黄、杏仁、石膏都是祛邪的药，只有甘草扶正，有补的作用。石膏力度又太猛，用甘草来牵制一下。甘草还可以缓解肺炎的症状，生津止渴。

好了，通晓了麻杏石甘汤的方义，那这个方子什么时候用呢？

张仲景说这个方子的主证是"汗出而喘"。

汗出了说明表解了，没有风寒束表，毛孔打开了，热已经出来了才对，可是还会喘，为什么呢？因为肺里面还有多余的热没有出来，所以通过咳喘的形式来散热。

咳喘是身体的一种本能，一种自救，一种自发的宣肺。所以，那些遇见小儿咳喘，动不动就去雾化的宝妈们要知道，雾化过程需要用到激素类药，这种依赖雾化的做法可能会导致孩子长期哮喘。现在很多医院把咳喘当作哮喘来治疗，宝妈们一定要慎之又慎。

除了汗出而喘，当出现以下症状时就应该考虑用麻杏石甘汤了。

1. 风热感冒导致的发热，以及风寒感冒后期阶段。风寒感冒后期表寒不多，主要以高热为主。风寒感冒前期一般不会发热。

2. 口渴，想喝水。只要是口渴，想喝水，就一定是热证，因为热邪伤阴,阴不足了就会口渴、想喝水。有的人口渴,但不想喝水,这就不是热证。

3. 小便短赤。说明热很严重了,导致大便干结,甚至便秘。

4. 有很多痰。注意,一定是黄痰。如果痰特别多,可以在这个方子里加入桔梗 10 克,桔梗化痰排脓的作用超很强。

5. 舌头是红的,舌苔是黄的。

只要记住一句话即可:只要是感冒引发的急性肺炎,无论是风寒感冒,还是风热感冒,都可以用!

但这个方子不是治疗感冒的! 如果仅仅是感冒,没有发热、没有肺炎就不要用,就按感冒来辨证施治!

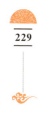

宝妈们可以家中常备这个方子的中成药,叫作小儿麻甘颗粒。小儿麻甘颗粒可以缓解很多急性炎症,如咽喉炎、肺炎、支气管炎、哮喘等,注意一定是急性的。急性炎症通常是热邪引发的,这个方子很适合。

有一种慢性肺炎,是长期受寒引发的,没有感冒发热的症状,即咳喘,痰特别多,是那种白痰或清稀泡沫痰,这种情况医院也会诊断为肺炎,但这种慢性肺炎就不适合用麻杏石甘汤了,有另一个方子可以调理,叫作小青龙汤,中成药叫作小青龙颗粒。

龟龄集

说到补肾，很多人第一时间想到的是六味地黄丸。六味地黄丸是"补肾滋阴第一方"，不是用于壮阳的。大家可以先猜猜，"补肾壮阳第一方"是什么。

说到补肾，大家想到的就是男性，其实不然，肾是先天之本，肾主藏精，藏着最精华的东西，肾主骨生髓，肾主生殖，肾司二便，肾开窍于耳，肾其华在发，可见肾关系着我们的方方面面，可以说肾好，寿命就长，肾虚，寿命就短。男性需要补肾，女性也需要补肾。

只不过相对于女性，男性更侧重补肾，女性更侧重补肝。

其实，小叔的一部分男性"粉丝"，时不时抱怨说小叔太偏心了，总是写妇科的方子，很少写男科的方子。为了安抚"男粉"的心，小叔就分享一个男性特别需要的妙方，当然女性也可以用。

这个妙方可以说是男性的"补王"，有些流传百年，据说是专门为皇室打造。

这个方子的配方特别精妙，不是一般人可以理解的，小叔也自愧不如,它所用到的药材特别讲究,炮制的方法特别严格,不允许一丝马虎,据说里面用来炮制鹿茸的醋就需要晾晒 3 年,这样制作出一丸需要 4 年。由此可见,这个妙方有多厉害,现在已经被国家列为非物质文化遗产,属于国家保密配方。

看到这,大家应该已经猜到"补肾壮阳第一方"到底是什么了,对,它就是龟龄集,一款特别"高大上"的中成药。小叔之所以迟迟不介绍龟龄集,一是因为这个方子属于保密配方,只公开了部分药材,小叔不好解说这个方子;二是这款中成药价格高。

但小叔转念一想,不能因为龟龄集昂贵就冷眼相待,就把它打入冷宫,毕竟有些人需要它。贵有贵的道理,它的制作成本也高,选用的药材非常珍惜名贵,如人参、鹿茸、海马等都是名贵中药材。

小叔想把龟龄集分享给大家,还有一个非常重要的原因,那就是龟龄集的效果非常好。据文献记载,服用龟龄集10 天就会感觉到有效果;服用 20 天就会感觉身体上的各种病痛都消失了;服用 30 天感觉身体强壮,力气比以前增强了;服用 40 天感觉各种疾病一扫而光;服用 60 天感觉身体很轻松,脚步轻盈,越来越年轻;服用 70 天脸色非常好,有光泽,老年斑都消失了;等等。

当然,这些记载是对龟龄集的美誉,我们没有必要较真儿，我们只要知道，龟龄集效果很好就可以了。

那么龟龄集到底可以调理什么症状呢？

龟龄集主要是补肾壮阳，里面的药材几乎都是补肾阳的，只有一点点是补肾阴的，因为古人把阳气看得很重，认为养生就是养阳气，阳气没了，人就没了。人到中年，特别容易阳虚，中老年朋友基本上都阳虚，或阴阳两虚，很少是单纯的阴虚。

肾阳虚有哪些症状呢？阳的作用是温暖我们的身体，所以肾阳虚最主要的表现就是怕冷，尤其是下半身怕冷，腰膝酸冷。肾阳虚无法气化身体的水湿，所以会导致尿频，小便清长，夜尿多。肾阳虚的人会水肿，尤其下肢水肿。肾阳虚的男性会出现精冷、死精、弱精、阳痿、早泄、遗精等，女性会出现宫寒、小肚子疼、痛经、月经量少、崩漏、不孕等。肾阳虚还会导致腹泻、胃口不好，以及骨质疏松，或引发帕金森等疾病。

中医特别强调补脑要补肾，肾虚就会导致各种脑部疾病。从这个角度来说，龟龄集是可以延缓衰老、增强记忆力的。

其实，从龟龄集这个药名就可以看出这款药的效果了，"集"就是集萃，把一些精华的药材配伍在一起，服用之后寿命比肩龟类，真是"福如东海，寿比南山"。

到了中老年，觉得自己肾阳虚，经济条件又允许的话，可以每年服用1次龟龄集，1次大概就是100天。

左归丸

小叔曾介绍过右归丸,右归丸是纯补肾阳的,精血亏虚的中老年人肾阳虚,用右归丸就可以了。下面小叔要谈一谈左归丸,因为这两个中成药很容易被混淆。

首先大家要记住一点,右归丸是纯补肾阳的,左归丸是纯补肾阴的。

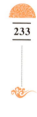

233

肾阴虚的中老年人可以用左归丸,大补真阴,它里面没有泻药,都是补药。谈到肾阴虚,肯定会有人想到六味地黄丸。六味地黄丸也可补肾阴,但它不仅可补肾阴,还可泄,即三补三泻,里面的茯苓泄脾湿,丹皮泄肝火,泽泻泄肾湿。所以六味地黄丸适合青壮年用来补肾阴,因为青壮年身体虚实夹杂,补的同时配合一点儿泄更全面。

但中老年人可能就不需要泄了,因为身体衰老,比起泄更需要补,所以中老年人补肾阴更适合用左归丸。

我们来看左归丸的配方组成:熟地黄、山药、枸杞、山萸肉、川牛膝、菟丝子、鹿角胶、龟胶。

大家看这个方子与右归丸是不是很类似呢?里面有很

多一样的药,最主要的就是熟地黄。熟地黄补肾精,是地黄经过九蒸九晒而成的,乌黑油亮,大补真精,无论是肾阳虚还是肾阴虚的人都可以用熟地黄。左归丸和右归丸都是张景岳发明的,张景岳特别喜欢用熟地黄,把熟地黄用到了炉火纯青的地步,所以大家赐给他一个外号"张熟地"。

左归丸里面用了大量的滋阴药,如怀山药滋补脾阴,枸杞滋补肾阴,山萸肉滋补肝阴。牛膝来强壮腰膝,大补肝肾,可以强筋壮骨,因为肾虚的人腰膝都不好。中医讲"无牛膝不过膝"。意思是说,要调理腰膝的症状必须要用到牛膝。

同样是强壮腰膝,右归丸里面用的是杜仲,为什么呢?因为杜仲可补肾阳,川牛膝补肾阴。

左归丸里面有一味大补真阴的药,可以补精髓、补脑、预防骨质疏松,还可以加强肾的封藏能力、收敛虚火。阴虚生内热,还会导致盗汗,这味药可以解决,就是龟胶。龟胶,就是用龟甲熬出来的胶。龟是非常安静的动物,静可以养阴,可以收藏,所以龟甲可以滋阴收藏。

纯补肾阴的左归丸里面还有补肾阳的菟丝子与鹿角胶。鹿角胶就是用鹿角熬出来的胶,大补肾阳、补精血。菟丝子也补肾阳,但也有加强肾的封藏能力的作用。肾主藏精,精华要藏住,不能轻易流失。所以很多补肾药里面都有菟丝子。

为什么还要加一点儿补肾阳的鹿角胶呢?这是张景岳

的独到之处，因为中医认为，阴阳是不可分开的，阴阳互生，阴阳互根，孤阴不生，孤阳不长。善补阴者，必从阳中求，阴得到阳的帮助则源源不断。所以用点儿补肾阳的鹿角胶，达到阳中求阴的效果。

这就是张景岳为中老年人打造的左归丸，适合纯肾阴虚的中老年人。

那肾阴虚的人都有什么症状呢？最简单讲就是口渴，总想喝水，还喜欢喝凉水。阴虚生内热，总感觉身体有一股烘热，骨蒸潮热，因为内热肯定要出汗，所以会盗汗；因为有内热，所以晚上肯定睡眠不好，入睡困难，失眠多梦，容易做春梦，遗精。肾阴虚的人也会腰膝酸软，因为没有精髓的滋养，所以会头晕目眩、耳鸣。肾阴虚的人还会有干燥综合征，舌苔很薄，甚至没有舌苔。

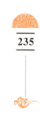

这款专门为中老年人打造的纯补肾阴的左归丸，送给中老年朋友。服用中成药，建议服用 1 个月，傍晚 5 点到 7 点用淡盐水送服。

六神丸

首先，小叔想问大家一个问题，你们知道中国有六大保密中成药吗？国家级保密配方，一旦泄露就会给国家造成重大损失。这六大保密中成药是：片仔癀、安宫牛黄丸、云南白药、龟龄集、华佗再造丸、六神丸。

小叔已经介绍过前面四种中成药，下面小叔要为大家分享的是六神丸。

六神丸已经有 300 多年历史，驰名中外，远销欧美多个国家，因为效果好，救急太好用了，被外国人誉为"东方天然抗生素"。

六神丸主要治疗什么呢？往大了说，凡是热毒引发的急性炎症都可以用，可以外用，也可以内服；往小了说，六神丸专注咽喉方面的疾病，如咽炎、喉炎、扁桃体炎、口腔溃疡等，只要是热毒引发的红肿热痛都可以用，而且起效很快。对食管癌、喉癌也有辅助调理效果。

有一次，小叔的朋友突发喉咙痛，说晚上吃夜宵吃了太多的烧烤，又麻又辣，还喝了烈酒，当天晚上就感觉嗓子有点儿疼,睡一觉起来喉咙剧疼,喉咙像冒火一样,咽口水都疼。朋友问如何救急。小叔推荐他去买六神丸,只服用了 1 次,喉咙疼痛消除不少。

现在我们来揭开六神丸的神秘面纱,看看它里面到底有什么成分。六神丸是清朝雷允上发明的,包含 6 种成分:牛黄、蟾酥、珍珠粉、麝香、雄黄、冰片。

成分很简单,关键在于剂量比例,这个是秘密,小叔也不知道。

六神丸主要治疗热毒导致的各种炎症。治疗炎症第一要务就是清热解毒,这里用牛黄来清热。牛黄,是大苦大寒之药。热毒暴发时,就好比火山喷发,用什么来救急呢?就是牛黄。牛黄,出现在很多救命药里,如大名鼎鼎的安宫牛黄丸、片仔癀。

到底什么是牛黄?牛黄就是牛的胆结石,用在六神丸里用于解决热毒。

六神丸里出现了一味比较陌生的药——蟾酥,小叔很少提及。这是一种毒药,用在这个方子里面可以毒攻毒,解毒、消肿、止痛,抗病毒、抗感染。蟾酥味辛性温,是癞蛤蟆身上的东西。癞蛤蟆长相虽丑,但药用价值极高。癞蛤蟆身上有凸起的东西,那里面会分泌一种液体,这种液体可以杀死毒蛇,可以治疗毒虫叮咬。从癞蛤蟆凸起的腺体中提取出来的分泌物就是蟾酥,配合牛黄来解毒、消肿、止痛。

从这个角度来说，六神丸只能用于救急，不能久服，不能大量服用，一定要按照说明书服用。

牛黄、蟾酥再加上后面的雄黄都是用于解毒的。雄黄，是一种矿物质药，古人炼丹经常用到，它辛热，有毒。雄黄也可以杀虫解毒，外用可以止痒，调理很多皮肤病，如疥疮。

接下来是珍珠粉，就是珍珠打成的粉。珍珠是贝壳里面最精华的东西。贝壳常年在水里，有阴寒之气，主静，主定，所以珍珠有镇静安神的作用。因为是阴寒之品，自然也有滋阴清热的作用。珍珠还可以美容，用在这里主要起收敛生肌的作用，即让伤口缩小，让新的肌肉快点儿长出来。

扁桃体炎、喉炎、口腔溃疡都会伴随着黏膜化脓或溃烂，珍珠粉可以让这些溃烂的部位快一点儿愈合。

最后是麝香与冰片。为什么六神丸对口腔、咽喉疾病十分有效呢？功劳就在麝香与冰片。麝香是香料药之最。中医认为，芳香开窍，麝香香到极致就会臭，所以麝香有一股腥臭味。当身体窍门关闭的时候，如中风，这个时候就需要开窍药。咽喉就是窍门之一，热毒集中在咽喉，这个窍门就关闭了，有的人会嗓子哑，说不出话来，这个时候就用麝香开窍。

冰片也是开窍药，是植物药，不同的是，冰片效果慢一点儿。如果冰片的药效是高铁般的速度，那么麝香就是飞机般的速度。麝香可以通行十二条经络外加奇经八脉，可以说身体任何地方有瘀堵麝香都可以去通开。身体里面的肿瘤、包块都可以用麝香来疏通,所以麝香是抗癌药之一,对窍门类的癌症尤其有效,如食管癌、喉癌。麝香与冰片组合可以快速把药性带到口腔咽喉部位。

从这个角度来说,六神丸可以调理食管癌。

这就是外国人眼中的"东方魔药",可以用来救急,横扫一切热毒引发的急性炎症,对咽喉疾病、口腔疾病尤其有效,对牙疼、淋巴炎、腮腺炎等都有效果。外用也可以调理各种皮肤病,如湿疹、荨麻疹、过敏性紫癜、带状疱疹等。

最后,小叔要提醒一句,虽然效果神奇,但由于有毒,一定要按说明书服用,切记。

239

七厘散

前一阵子,有"粉丝"留言问有没有治疗骨折的方子,还有一位大姐说自己 60 岁了,不小心把腰扭伤了,现在卧病在床,希望早点儿好起来,问有没有方子调理一下。还有很多粉丝曾经留言,咨询小叔烫伤如何调理,切菜不小心切到手指怎么办,接下来,小叔分享的这个方子可以解答大家的疑问。

这个方子是古代医生最常用的伤科方子,比云南白药还好用,它的大名叫什么呢? 叫七厘散。

古代行军打仗,随行的军医必带七厘散,云游四方的江湖郎中也随身携带七厘散,古人远行跋山涉水,也一定会带上七厘散。

小叔先来解释一下,这个七厘散为什么叫七厘散。厘是古代的称重计量单位,七厘相当于现在的 1 克左右,不超过1 克,至少 0.5 克。也就是说,这个治疗外伤的药每次只需要服用七厘,所以叫作七厘散。

我们现在来看看七厘散这个方子的配方组成:朱砂、麝香、冰片、乳香、没药、红花、血竭、儿茶。

这个方子如何用呢？不是直接煮水喝，去药店把这些药材买回来，打成超细粉，混在一起，拌匀，放进一个瓶子里面，密封保存。每次用的时候取出 1 克，用黄酒送服，然后再用黄酒调敷伤口。如果是急性的，如出血，赶紧把粉末敷在伤口。这个方子可以止血、消肿、止痛，还可以化瘀生肌，促进伤口的修复愈合。

这里面的药材基本上都是大家很熟悉的，小叔曾经都介绍过。七厘散用得最多的就是血竭，这是一味新药，我们来认识一下。

241

血竭是一种麒麟竭植物的果实流出来的树脂加工而成的，与乳香、没药一样，都是植物的精华。血竭用在这个方子有什么用呢？外伤一般会流血，血竭就可以止血。血竭红棕色，红色入心，心主血脉，所以血竭入血分。外伤是不是会导致皮肤肿起来？血竭还可以消肿。外伤会不会引发疼痛？这是因为有瘀血，不通则痛，血竭还可以化瘀止痛。更加神奇的是，血竭还可以收敛生肌，让伤口愈合更快。可见，血竭是治疗外伤的多面手，可以满足治疗外伤的多种需求，是不折不扣的外伤妙药。

有了血竭，其他药材都是与之配合的，如儿茶，主要帮助血竭来止血。

至于乳香、没药就不用说了，医学泰斗张锡纯很喜欢用这两味药来调理气滞血瘀导致的各种疼痛,如活络效灵丹里面就有乳香、没药。乳香行气止痛,没药活血化瘀,是一对经典组合,用在这里就是为了协助血竭调理外伤后期的伤口修复,把瘀血化掉,把新鲜的气血引进来,然后促使生出新的肌肤。

红花也是一样,可以活血化瘀、消肿止痛,外伤处肿起来的时候用红花最好。

为什么还要用麝香与冰片呢?这两味药的药性相同,都是芳香开窍的,辛香走窜。用在这里主要是加快行气活血的速度,不用它们的时候药效可能需要很久才能到达受伤的地方,用了它们速度就快了。总之,麝香与冰片可以加强行气活血的功效,也可以消炎止痛。

最后,七厘散里还朱砂。朱砂是矿物质药,可重镇安神,心火特别旺盛,或受了惊吓时可以用朱砂来安神。受外伤的时候,会产生瘀血,心主血脉,瘀血多了就会给心脏带来压力,瘀血攻心,使心神不宁,导致心悸、失眠等症状,朱砂用在这里可以起到安神的作用。朱砂有小毒,不过不用担心,用量极小。

七厘散如何用呢?内服加外敷,黄酒送服,黄酒调敷。每日1次,一直到外伤差不多好了为止。这款药制作起来比较麻烦,现在好了,已经有中成药了,可以去药店购买,按照说明书服用即可。

大活络丸

小叔在这里想和大家聊一聊痹证，中老年朋友一定要仔细看，因为中老年朋友最容易得痹证。

什么叫痹证呢？痹证就是因身体麻木或疼痛，去医院检查，诊断结果可能为风湿病或类风湿病的情况。为什么会有痹证呢？从中医角度来说就是身体某些部位堵了、不通了。为什么会堵呢？因为身体正气不足了，阳气不足了，有3种邪气进入了身体。哪3种邪气呢？风邪、寒邪、湿邪。通常这3种邪气会一起侵入，其中某一种占主导地位。

关于痹证小叔写过内服的方子，三痹汤和阳和汤，也有外用的黑膏药骨康贴，哪里冷痛就贴哪里。有些"粉丝"说整天熬汤药不方便，坚持不下来。也有些"粉丝"说外用的膏药毕竟只能缓解，治标，治本还需要内调。于是，大家咨询有没有可以治疗痹证的中成药。

下面介绍的一款中成药就可以治疗痹证，可以祛除身体里面的3种邪气。这个方子的组成特别全面，配伍也精妙，是一个古方，来自明朝的《摄生众妙方》。

这个方子叫作大活络丸,很多厂家都生产这种中成药。

这个方子比较复杂,是一个大气磅礴的方子,近五十味药。小叔一向不太喜欢药材太多的方子,有乱枪打鸟的嫌疑,不过也有例外的。大方要么沦为平庸之辈,要么成为传世经典,大活络丸就是传世经典。

这个方子小叔就不具体分析了,我们只要知道这个方子可以治疗痹证,可以把身体里的风、寒、湿邪逼出去,适合阳虚体质、寒湿体质的人,不适合热性体质的人。

例如,特别是怕风,风一吹就出现各种疼痛的人可以用这个药;特别怕冷的人,一受寒全身上下都不舒服,出现各种疼痛,这种人也适合用大活络丸;身体特别怕湿的人,遇到梅雨天气,或连续阴雨天气身体就出现各种疼痛的人,以及一下雨关节炎就犯的人也适合用大活络丸。

大活络丸中有祛风、祛湿、散寒、补阳气的药,除了攻邪,还有扶正的药,因为风湿药过于威猛容易伤正气,所以大活络丸中还有补气、补血、滋阴的药,同时为了防止上火,还有一些清热的药,总之非常齐全。大活络丸里面就有八珍汤,就是四物汤加上四君子汤。四物汤是"补血第一方",四君子汤是"健脾补气第一方",所以这个方子久服不伤正气。

大活络丸还可以治疗中风后遗症,这里提到的中风主要是指中了外风,如突然一阵寒风吹来,导致半身不遂的症状。

总之,大活络丸适合各种由风、寒、湿邪导致的风湿病、类风湿病，只要是受寒导致的麻木疼痛或关节屈伸不利都可以用大活络丸治疗。被医院诊断为各种关节炎、颈椎病、肩周炎、膝关节积液、强直性脊柱炎等，加上身体出现各种冷痛，不管是肌肉还是骨头，都可以用大活络丸调理。

小叔的一位"粉丝"膝关节疼痛好多年，服用大活络丸1个月基本上就好了。

记住，一定是风、寒、湿邪导致的，湿热导致的不适合，因为里面有很多温药。

中老年人正气不足、阳气不足，特别容易得风湿病或类风湿病，尤其是女性，月子期间受了寒，年纪大了也会得风湿病或类风湿病，可以用大活络丸。具体服用方法参考说明书即可。

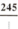

宫瘤消胶囊

小叔的一位朋友反馈说服用一款中成药后，子宫肌瘤没有了。

刚开始她问小叔有没有针对子宫肌瘤的中成药。小叔说："可以试试桂枝茯苓丸，这是医圣张仲景的名方，专门治疗子宫肌瘤。"她说："这个药我试过，你不是说桂枝茯苓丸对不是很大的子宫肌瘤有效果吗，我的有点儿大了，3厘米了。"小叔又说："那可以试试张锡纯的理冲汤或李可老中医治疗子宫肌瘤的方子。"她说："太忙了，实在没有时间熬药，希望推荐一款中成药。"

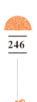

小叔找了很久，选了很久，给朋友选了一款中成药，叫作宫瘤消胶囊。她服用1个月子后，看到了效果，肌瘤小了，后来坚持服用，一共服用了3个月，去医院检查，医生说她的子宫肌瘤几乎不见了。

所以，小叔决定把这款宫瘤消胶囊分享出来，如果你有子宫肌瘤，用了桂枝茯苓丸没有效果，子宫肌瘤又有点儿大，不妨试试这个宫瘤消胶囊。

宫瘤消胶囊的配方组成：牡蛎、香附、土鳖虫、三棱、莪术、白花蛇舌草、仙鹤草、牡丹皮、党参、白术、吴茱萸。

治疗子宫肌瘤的中成药还是很多的，小叔觉得目前这款中成药方子配伍很好，抓住了子宫肌瘤的主要病因。

宫瘤消胶囊是如何治疗子宫肌瘤的呢？

首先，得搞明白子宫肌瘤形成的原因。瘤者，留也，不管是子宫肌瘤，还是肿瘤、脂肪瘤，都是留下的身体不需要的病理产物，就是一种瘀堵。所以先不深层次分析子宫肌瘤产生的原因，治标就是要把这个肌瘤破掉、化掉。如何化掉子宫肌瘤呢？就要活血化瘀，子宫肌瘤就是一团瘀血。

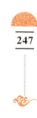

247

所以这个方子用了破气、破血比较厉害的两味药，即三棱、莪术，它们是一对活血化瘀的经典组合，相须为用，可以起到一加一大于二的作用。医学泰斗张锡纯也喜欢用三棱、莪术来破气、破血，把死血破掉，把拥堵的气散掉，这样才能使子宫肌瘤消掉。

轻一点儿的子宫肌瘤用三棱、莪术就够了，比较顽固的子宫肌瘤还需要更厉害一点儿的药，那就是虫类药。虫类药穿透性很强，走窜力很强，活血化瘀的作用远胜于植物药。这里就用了土鳖虫，土鳖虫可以活血化瘀。

这里还用了动物药牡蛎，牡蛎用在这里起什么作用呢？

这里用的不是牡蛎肉，是牡蛎壳。牡蛎是一种非常安静的动物，可以滋阴镇惊、收敛虚火、安神助眠，主定，主静，特别适合躁动不安的人，如多动症。牡蛎用在这里主要是用它软坚散结的作用，目的是为了软化子宫肌瘤。牡蛎生活在海里，海里面的东西是咸的，咸可以软坚散结。

治标这里还用了白花蛇舌草。这种草可以解蛇毒，凡是蛇虫出没的地方就有这种草。后来发现，白花蛇舌草不仅可以解蛇毒，还可以解肿瘤的毒、癌毒，可用于治疗癌症。子宫肌瘤虽然是良性的，但也是一种肿瘤，所以用白花蛇舌草来抗肿瘤。白花蛇舌草还可以清热，解决瘀而化热的问题。

接下来就要治本了。为什么会出现子宫肌瘤？有两个主要的原因，一个是生气，女性是温柔且感性的，容易肝气不舒，气郁就会造成血瘀。所以要彻底治疗子宫肌瘤就要疏肝理气，把气机理顺了，气顺则瘤消。气滞则血瘀，血瘀就会形成子宫肌瘤，所以女性一定要想开点儿。这个方子考虑得很周全，用香附与丹皮来理气，解决女人经常生气的问题。

还有一个原因也会让女人得子宫肌瘤，那就是受寒。张仲景说："寒气客于宫门。"寒气停留在子宫，子宫就会受寒而凝，血得温则行，受寒则凝，血受寒了，运行就会缓慢，就会形成瘀血，长此下去就会形成子宫肌瘤。如何把子宫里面的寒气消除呢？这里用吴茱萸，吴茱萸辛热，可以散寒、祛湿、温暖肝肾和子宫。

接下来需要扶正，使宫瘤消，顾名思义，以消为主，但过度的消会损耗正气，损害脾胃，所以这里用了仙鹤草来补精力、补气力。仙鹤草还可以调理子宫肌瘤导致的月经量大。又用白术与党参来健脾补气，脾胃是气血生化之源，脾胃好了，气血足了，身体才会有更多的能量对抗疾病。

这就是小叔分享的专门治疗子宫肌瘤的中成药宫瘤消胶囊，可以直接去药店购买，按照说明书服用即可。

麦味地黄丸

有一些"粉丝"经常问小叔："小叔，我属于什么体质呢？应该怎么调理呢？"其实这也是很多人的困扰，下面就和大家聊聊体质的问题。

中医认为，人的体质分为有 9 种，分别是气虚体质、湿热体质、气郁体质、阳虚体质、阴虚体质、痰湿体质、血瘀体质、过敏体质、平和体质。

这里咱们先讲一讲阴虚体质，阴虚体质都有哪些特点呢？

1. 面色偏红，常有发热感。面色为什么发红呢？因为有热，表现在脸上就是发红。阴虚火旺，就是说阴虚的人一般火气都比较大。人体阴阳平衡才会健健康康，如果用寒热来讲，阴代表的就是寒凉，阳代表的就是温热，阴阳调和，人体温度才感觉舒适。如果阴虚，那么人体就会感觉热热的。

2. 皮肤干、眼睛干、嘴巴干、喉咙干。上面讲到了，阴虚往往伴随着火旺。火性上炎，首先侵犯的就是肺，肺开窍于鼻，肺主皮毛，肺一旦受热，最先影响的就是鼻子和皮肤。再说眼睛、喉咙为什么发干，由于内热较大会导致人体津液流失，眼睛缺少津液的滋润自然会发干，而且肝属木，木遇火就着，肝开窍于目，肝火旺也会导致眼睛发干。喉咙是一个交通要道，身体的火会通过喉咙、嘴巴往外宣发，自然会咽喉干、嘴巴干。

3.反复口腔溃疡。脾开窍于口，中医认为口腔溃疡是脾胃湿热导致的，阴虚的人，胃火比较大，如果没消灭胃火，口腔溃疡就会反反复复。有的"粉丝"用引火汤治好了反反复复发作的口腔溃疡，他们的口腔溃疡就是阴虚导致的。

4.爱喝冷饮。体内有火，感觉身体热热的，本能就想多吃点儿凉的降降内热，就好比哪里着火了，需要赶紧泼水一样。于是就总喜欢喝冷饮、吃冰淇淋等，这样会让身体暂时感觉非常舒服。但如果长此以往，身体会产生很多湿气，造成体内湿热堆积。

5.五心烦热、夜间盗汗。五心烦热指的就是两手心、两脚心发热和心胸自觉灼热，烦躁不安。这是由阴虚火旺身体津液耗损严重导致的。为什么夜间容易盗汗呢？晚上休息时，阳会入于阴，阴虚而阳过于旺盛，阴不能敛阳，也就是说，阴不能使阳安静下来，那么阳就要往外跑，热气带着汗液从毛孔偷偷地跑出来，所以就发生了盗汗。

6.入睡困难，多梦。前面讲了，睡眠实际是阳入于阴的表现，阴虚火旺会导致虚火扰头，大脑不得安宁就会导致入睡困难,同时心藏神,心火过旺则神不安,就会做很多梦。

7.坐立不安,爱发脾气。阴为静,阳为动,阴不足而阳有余,那么这个人就在一个地方待不住,例如,刚坐下没5分钟就想动;白天总喜欢这儿跑跑,那儿逛逛。为什么喜欢发脾气呢?阴虚的人,肝火一般比较旺,动不动就爱发脾气。

8.吃喝也不比别人少,就是不长肉。吃进去的食物靠阳气来提供动力消化,阳气充足,吃下去的食物很快就会消化掉,但阴的收敛、收藏的能力不足,大部分营养物质都以热量的形式散失掉了,所以很难长肉。

9.经常便秘,大便干燥。前面提到阴虚的人,津液耗损严重,大肠干涩、不润滑,食物残渣容易堆积,大便干燥秘结,即使非常用力也难以排出体外。

阴虚的特征,小叔这里就讲这么多,如果具备其中的几条,那么应该就是阴虚体质。

阴虚体质是怎么形成的呢?这多半与生活习惯有关。

1.饮食不合理,爱吃辛辣、煎炸、烧烤类食物,这些食物都容易产生内热,导致身体津液耗损。

2.经常熬夜。现代的年轻人晚上都喜欢躺着刷手机,不知不觉就深夜一两点了,要是不上班恨不得玩到天亮,这个习惯实在是要不得,首先,过度玩手机太伤眼睛,而肝开窍于目,消耗肝血过于严重。另外,中医有讲"白天养阳,晚上养阴",晚上不睡总是熬夜,必然会造成阴虚。

3.爱发脾气,管理不好自己的情绪,动不动就发火,生气就像火山喷发一样,把身体里的津液都烤干了。

我们知道了阴虚的成因,就要从根本上改掉这些毛病。

1.在饮食上,少食辛辣刺激、肥甘厚腻的食物。

2.按时休息,坚决不熬夜,晚上11点前必须睡觉。

3.保持心情愉快,少生气。实际上生气是自己惩罚自己,实在不值得。

阴虚的人夏天如何调理呢?小叔推荐一款中成药麦味地黄丸。

253

麦味地黄丸其实就是在六味地黄丸的基础上加了麦冬和五味子两味药。六味地黄丸是滋阴补肾的代表方剂。麦冬性寒,寒能清热降火,并且麦冬滋阴生津效果极佳;五味子略酸,酸味都具有收敛的作用,所以五味子具有敛阴止汗的功效。麦味地黄丸比六味地黄丸的滋阴效果更好。

阴虚的人日常可以多吃一些滋阴的食物,如芝麻、各种豆子、海带、银耳、山药、土豆、胡萝卜等,凡是埋在地下的蔬菜大都具有滋阴的功效。日常还可以多喝酸梅汤,酸梅汤酸酸甜甜,酸甘化阴,阴虚的人非常合适喝。

缩泉丸

　　小叔收到很多留言，说一到冬天就起夜，大冬天的特别不愿意起来，起夜后又影响睡眠，问小叔有什么妙方没有。还有人问："小叔，我的小孩都 6 岁了，还尿床，怎么办呢？"还有的女性朋友很不好意思，说自己有一个难以启齿的症状，一旦大笑、打一个喷嚏或咳嗽几下就会漏尿，别人虽然看不到，但自己觉得太尴尬了，问小叔有没有什么方子。

　　下面小叔就送一个千古名方给大家，这个方子的配伍非常简单、安全，不伤正气，有了这个方子再也不怕起夜、遗尿、漏尿了。

　　这个方子的方药组成如下：盐炒益智仁、乌药、怀山药干。

　　仅三味药，简简单单，名字叫作缩泉汤，它的中成药叫作缩泉丸。缩泉丸出自《妇人良方》，已经有一千多年的历史了，至今还在流传，说明缩泉丸的效果不错。

　　这个名字取得特别优雅，缩泉，其实就是缩小便的意思。古人把小便比作泉水，小便多了、频繁了，我把你"缩回来"，所以叫作缩泉丸。

好,下面我们来具体学习一下,这个缩泉丸到底有什么本事,到底是如何把小便"缩回来"的。

首先我们看益智仁,这个是补肾的,调理尿频为什么要补肾呢?原来中医早就说了,肾司二便。也就是说,肾管着人体的大小便,大小便什么时候出来,是肾说了算。如果肾虚了,肾司二便的作用就会弱,大小便就会失禁。

肾哪里虚了呢?不是肾阴虚,阴虚的话不会导致尿多,反而会导致尿少,而是肾阳虚、肾气虚。

肾阳有温煦、蒸腾的作用,可以把膀胱里面的水湿蒸腾为津液,这些津液可以被身体利用。肾阳不足,膀胱里面的水液就多了,这些水湿就会成为废水,废水自然要排出去,所以小便就多了。

肾气有固摄、封藏的作用,肾气虚,小便就会不由自主地出来,导致尿失禁。成语"屁滚尿流"指的就是一个人因极度恐惧而出现的尿失禁的表现。这是因为恐伤肾,恐则气下,肾气不足,大小便就会失禁。所以,肾气可以固摄大小便。

益智仁补肾阳、强壮肾气,一方面可以让小便变得少,另一方面可以固摄住小便。益智仁需要盐炒,炒过的益智仁温补肾阳的作用更强,而且盐可以把药性引到肾里面。

接下来,我们再看乌药,最好的乌药在哪里?有一个专门调理受寒导致的疝气的名方叫作天台乌药散,可见最好的乌药在天台。乌药是一味很温热的药,可以温肾、行气,可以把肾与膀胱里面的寒气驱逐出去。寒邪会伤害肾阳,前面说了肾阳不足,膀胱的气化就不足,小便就会多。所以,乌药是从散寒的角度来解决尿频的。乌药质地比较沉重,质地厚重的药一般会走下焦,所以乌药特别善于温暖下焦,肾与膀胱就属于下焦。

益智仁扶正,乌药祛邪,两味药就可以解决尿频,再来一味山药,就是锦上添花了。怀山药可以大补脾胃,脾胃可以运化水液,脾胃好了,身体的水湿就会少,水湿少了,自然小便就少了。另外,怀山药还可以补肾固精,加强肾的封藏能力,让精华不流失,小便太多,也是一种失精的表现。

怀山药可阴阳同补,可以滋阴,又可以补阳,让身体暖暖的。注意,这里用的是怀山药,不是菜市场里面卖的山药,要想调理身体必须要用道地药材,怀山药的最佳产地就是怀庆府,也就是现在的河南焦作温县产的铁棍山药。千万不要买那种雪白雪白的山药,那种山药是用硫黄熏过的,对身体没有好处。养生的东西要么别吃,吃的话一定要注重品质,不然浪费时间、浪费金钱,还损害健康,得不偿失。

这就是小叔为大家分享的治疗尿频的方子,只要你的尿频是肾虚导致的就可以用,表现就是小便清长、起夜多、尿失禁、尿床、憋不住尿等。老人和小孩都可以用。

注意,湿热导致的尿频、尿急、尿痛不可以用。

每日1剂,建议服用7天看效果。中成药缩泉丸,按照说明书服用即可。

九味羌活丸

空调是个伟大的发明,但也带来了伤害,对身体的伤害。空调吹出来的风透骨得凉,是虚邪贼风。小叔收到过很多人的留言,说现在的自己特别怕空调,一进入空调房就浑身不舒服,会各种痛,如头痛、脖子痛、肩膀痛、手臂痛、背痛、腰痛、膝盖痛等。

下面小叔就为大家解决"空调病",解决吹空调导致的从头到脚的痛,尤其对头痛效果特别好。例如,一位广东的"粉丝"说自己一年四季几乎离不开空调,现在她的头对空调特别敏感,刚一吹下来,头就痛了,头部发紧,像是被一块湿毛巾仅仅裹住了一样,非常不舒服。小叔就推荐了下面的方子。

这个方子是张元素发明的,张元素是金元时期的名医,可能很多人对他不熟悉,但说到李东垣大家一定熟悉,李东垣是脾胃专家,写了一本《脾胃论》,著名的方子补中益气汤就是他发明的。李东垣很厉害,但张元素更厉害,因为他是李东垣的师父。

张元素发明的这个方子简直是"空调病"的克星,小叔推荐给很多人用过,这个方子叫作九味羌活汤:羌活 9 克,防风 9 克,苍术 9 克,细辛 3 克,川芎 6 克,白芷 6 克,生地黄 6 克,黄芩 3 克,甘草 3 克。

九味羌活汤包含 9 味药,其中羌活为君药,所以叫作九味羌活汤。

下面跟随小叔来看看,这个方子到底如何调理"空调病"。"空调病"的表现如下。

1. 一吹空调就会感觉发冷,不吹又热,一吹就冷,即便把空调开到最高,也会感觉冷,吹哪哪就冷。这是为什么? 这是寒邪进入了皮肤、肌肉。

2. 一吹空调就非常不爽,就像淋雨了一样,全身有一种湿漉漉的感觉,非常沉重,尤其是头,头痛如裹,感觉身体很沉重。这是什么? 这是湿邪进入了身体。湿邪特别黏,让人感觉发沉。

3. 一吹空调总感觉身体到处有风,具体哪里有风又说不出来,一会儿觉得这里有风,一会儿觉得那里有风。这样的人特别怕风,尤其怕冷风。这是什么? 这是风邪进入了身体。

所以说,过度吹空调会导致 3 种邪气进入身体,即风邪、寒邪、湿邪。这 3 种邪气进入身体很可能会导致风湿病或类风湿病。

既然空调把 3 种邪气带给了我们,那我们就把 3 种邪气赶出去就好了,如何赶呢？用九味羌活汤。

风邪由谁来赶呢？风邪由羌活与防风来赶。防风可以祛风,是风药中的润剂,不怎么燥烈,自然药性也平和一些,属于温柔型的祛风药。防风对于怕风的人来说是必须要用的药,无论是风寒,还是风热,防风都可以用。

羌活就不同了,羌活也是这个方子的灵魂所在,羌活用在这里第一是祛风,它的药性比较猛烈,特别善于走头面部,头面部有风邪离不开羌活。羌活有一种野性的剽悍,速度特别快,为什么这个方子见效快？就是因为羌活不是那种慢吞吞的药,是行走迅速的药,进入身体走而不守,哪里有风邪就去哪里。羌活用在这里不仅把风邪赶出去,还可以把寒邪、湿邪都赶出去,也就是说,一味羌活就可以同时搞定风、寒、湿 3 种邪气。

259

风邪赶出去了,谁来驱走寒邪呢？主要是两味药,一个是细辛,一个是白芷。这两味药都是温药,可以解表散寒。尤其是细辛,有着非常细而辛烈的气味,走得最深,不仅可以把肌肤层面的寒邪逼出去,还可以把骨头缝里的寒邪逼出去。同时,细辛还可以止痛,缓解寒邪带来的疼痛,其实我们身体大多数的疼痛都是寒邪导致的。

白芷也可以散寒止痛。有一个专门用于止痛的中成药叫作元胡止痛片,就是由白芷与延胡索两味药组成的。

湿邪由谁来搞定呢？湿邪也是最难缠的,除了羌活可以祛湿外,祛除湿邪最主要的一味药就是苍术。苍术与白术的不同之处在于,苍术通过燥湿来健脾,白术通过健脾来祛湿,苍术以祛邪为主,白术以扶正为主。白术主要针对脾胃的湿气,苍术不仅可以祛除胃肠的湿气,更可以祛除体表肌肉层面的湿气。把湿气逼出来后,身体就轻松了,就不会发沉、发闷、发紧了。

为什么要用川芎呢?川芎可以行气活血,同样也可以祛除身体的寒邪。川芎可以流通身体的气血,让气血循环加快,可以把血里面的寒邪逼出来。只要气血流通了,身体里面的风、寒、湿 3 种邪气就容易被赶出来。

为什么还要用黄芩呢?有两个原因,一个是九味羌活汤整体比较温燥,用黄芩来平衡一下,黄芩是寒凉的,是佐药,可以滋阴凉血,防止这个方子过于燥烈,导致口干舌燥。

用甘草就是调和诸药了,只要方子过于猛烈,偏性过大,过寒过热的药都可以用甘草来缓和。

这个就是张元素送给大家的专门调理“空调病”的九味羌活汤,如何服用呢?每日 1 剂,病情轻的,服用 7 天看效果。如果病情严重,建议服用 21 天。

这个方子有中成药,叫作九味羌活丸。不过小叔需要提醒一下,这个方子里面有细辛,肝肾功能不全者最好不要用,可以把细辛去掉,用桂枝 9 克替代。

切记,这个方子过于猛烈,不能久服。

肤痒颗粒

　　小叔推荐一个效果较好的止痒方子，湿疹、荨麻疹、多种皮肤瘙痒都可以用。

　　中成药虽然效果差一些，但比较方便，适合忙忙碌碌的现代人。

　　小叔不多说，先把这个方子摆出来：炒苍耳子、地肤子、川芎、红花、白英。

　　这个中成药叫作肤痒颗粒，经常去药店的朋友应该对这款中成药有印象。

　　我们来看一下，这个肤痒颗粒到底是如何解决皮肤瘙痒的。

　　在小叔看来，这个配伍简简单单的中成药有五把刷子。

　　第一把刷子，直接治标。治标就是止痒，皮肤病最痛苦的就是痒，止痒用什么来搞定呢？就是苍耳子。苍耳子，浑身带刺，有破、散、通的作用，所以它经常用来治疗鼻炎，鼻子不通气，如著名的方子苍耳子散。但大家没有想到，苍耳子止痒的效果是一流的。

　　第二把刷子，祛风止痒。很多皮肤病都是风邪导致的，风盛则痒,所以要祛风,祛风也用苍耳子。

第三把刷子,祛湿止痒。很多皮肤病是因为身体有湿气造成的,这些湿气要么从大小便出去,要么从皮肤出去。如果从皮肤出去不顺畅,使皮肤经络堵塞,这些湿气就会聚集在皮肤,慢慢化热,从而导致各种湿疹、荨麻疹。这个时候就要用利湿的药解决。利湿的药有很多,有哪一种药可以专门针对皮肤上的湿气呢? 地肤子就是专门解决皮肤上的湿气的,你看名字就知道了,地肤子,带一个"肤"字,自然药性是走皮肤的。地肤子可以祛湿止痒,可以解决皮肤过敏导致的瘙痒。

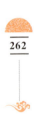

第四把刷子,就是活血化瘀止痒。就是要通,把皮肤经络血脉通开。气血流通顺畅了,有了气血的滋养,任何皮肤病都可以解决,任何瘙痒都会消失。你看我们痒的时候就喜欢挠,一挠就不会痒了,为什么呢? 就是疏通、活血化瘀,一挠就暂时通了,所以就不痒了。疏通用什么药呢? 一个是血中气药——川芎,行走的速度很快,上行头面,下行血海,中开郁结,活血化瘀的同时又行气止痒;另一个配合川芎的是红花,红花也可以活血化瘀。

第五把刷子,通过清热止痒。用的是白英。皮肤有热的时候就会引发瘙痒。

好了,这就是简简单单的皮肤止痒中成药:肤痒颗粒。大家可以去了解一下,如果符合上述情况,可以试试这个中成药。孕妇不能用,肝肾功能不全的不建议用,因为苍耳子有一些小毒,需要严格按照说明书来使用。

荣昌肛泰贴

　　小叔这里分享的中成药是解决难言之隐的——"菊花"的问题，就是"菊"部地区出现的各种问题，如内痔、外痔、肛周脓肿、肛门瘙痒、肛门湿疹等。

　　有一句话叫作"十男九痔"，但还有一句话"十女十痔"，说明痔疮这个问题真的太普遍了，这与人类的直立行走有关系，动物很少有痔疮。再加上现代人的饮食习惯不好，经常大鱼大肉，无辣不欢，导致得痔疮的人更多了。很多人认为自己没有，其实不是没有，而是没有去检查，因为很多痔疮是没有症状的。

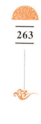

263

　　还有一种"菊花"问题，痛苦程度不亚于痔疮，那就是肛周脓肿。肛周突然肿起来了，一碰就疼，走路疼，坐着疼，躺着疼，上厕所也疼，打喷嚏、咳嗽引发的那种钻心的疼简直受不了。总之，肛周脓肿会让人很痛苦。医生给出的治疗建议就是手术，问题是手术的痛苦程度不亚于肛周脓肿本身的疼痛，而且还有后遗症，容易形成肛瘘。

　　那怎么办呢？有了"菊花"问题，如何用中成药呢？下面小叔分享的一款中成药确实不错,符合小叔的思路,供大家参考。它就是荣昌肛泰贴,它的特点非常方便且安全,不需要内服,就是贴肚脐,通过肚脐给药,让药性直接抵达肛周地区,对湿热下注导致的一系列"菊花"问题都有很好的效果。

小叔曾经自拟了一个贴肚脐的方子,也是治疗痔疮的,"粉丝"用了反馈效果不错。

我们来看一下这个荣昌肛泰贴的配方组成:麝香、地榆炭、冰片、五倍子。

这是它的主要成分,还有一些其他的少量辅料成分,可以忽略不计。

好,我们来看一下这个方子到底是如何解决"菊花"问题的。

"菊花"问题主要是湿热导致的,湿热阻碍了气机,最后造成瘀血,痔疮本质上就是一团死肉,一团瘀血。所以我们治疗痔疮的思路是一定要让"菊花"地区的气机流通起来,不能瘀堵在这里。只要这个地方的气机流动起来了,各种问题就迎刃而解。所以,很多调理痔疮的中成药或方子中都有行气的药,气行则水行,气行则血活,气行则瘀血去。

这里用了两味行气的药,速度很快,一味麝香,另一味冰片,两味行气的药可以说是强强联合,药效能够快速抵达瘀堵的地方,攻克瘀堵、包块。麝香是芳香药之最,是很多救命药的组成成分,可以开窍、行气止痛,走窜力度非常强大,可以抵达身体任何瘀堵之处，加上冰片，那就是同气相求，达到一加一大于二的效果。麝香和冰片的药性进入"菊花"地区，使气机疏通，让瘀堵在这里的湿气、瘀血慢慢散去。

接下来就是清热解毒、凉血止血的药物。"菊花"地区的问题一般都伴随着红肿热痛或出血，需要清热、消肿、止血，一味药就可以解决，那就是地榆炭。地榆可以凉血、清热，地榆炭的作用更强大一些，还可以止血。

最后用了五倍子来收敛疮口，不管是痔疮，还是肛周脓肿，疮口破了，最后都要收起来，要愈合，五倍子主要就是善后，让"菊花"地区恢复加快，最后完好如初。

这就是小叔分享的中成药荣昌肛泰贴，大家有需要的可以了解一下，孕妇不要用。荣昌肛泰贴是外用的，不要内服。

越鞠保和丸

下面，我们一起聊聊生气对脾胃的伤害，尤其是吃饭时生气，对脾胃很不好，民间叫作"压气饭"。

说到"压气饭"，大家都不陌生，小叔之前曾经针对家长在吃饭的时候训孩子这件事给过意见，因为这件事会直接导致孩子的消化方面出现问题。为什么呢？中医讲"肝木横逆克脾土"，肝喜欢直来直去，直上直下，如果肝气不舒，肝气就会横逆起来欺负脾胃，这种情况下，对于吃进去的东西，脾胃又怎么能够顺利消化呢？

不光是小孩，现在很多成年人也在吃"压气饭"，工作上受了老板的气或同事的气，没有及时疏解，要么就是气得胃疼吃不进去饭，要么就是吃饭的时候还在琢磨这些事，导致吃进去的这些东西就不会被顺利地消化吸收。

所以，古人言"食不言，寝不语"。专心致志做一件事情，不要分神，可以在一定程度上避免这种情况的发生。接下来，小叔给大家分享一款缓解因生气而消化不良的中成药，帮一部分人解决熬药的麻烦，这款中成药叫作"越鞠保和

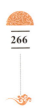

丸"。

看到这个名字，大家可能会觉得它有点儿眼熟，小叔之前分享过解决各种郁闷问题的越鞠丸，也分享过解决暴饮暴食之后消化不良问题的保和丸，顾名思义，越鞠保和丸则是综合了它俩的优势，既能解决各种郁结，又能解决郁结导致的消化不良。

越鞠保和丸的配方组成如下：醋香附、苍术、川芎、六神曲、栀子、槟榔、木香。

香附，被称为"气病总司"，不仅能够疏肝解郁，擅长理气，而且它理的不仅仅是肝气，全身的气它都能理。吃"压气饭"，不仅会造成肝气不舒，因肝气的压制，胃气也会不舒，所以香附在这里是将所有的气结打开，让气通畅，该升的升，该降的降。

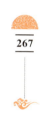

苍术能够燥湿健脾。吃进去的食物郁在胃里的时间比较久后，势必会形成湿邪，苍术燥湿的力度很大，用在这里一是能将郁积的湿邪擦抹干净；二是能够健脾，给脾胃提供动力去干活，脾胃动起来了，升清降浊的能力恢复，湿邪自然就不会在此停留。

川芎被称作"血中气药"，最擅长的就是活血行气，能够上行头面，下行血海，中开郁结，在活血化瘀这方面称得上是多面手。气郁时间长了，同样也会造成瘀血，川芎一方面解决血郁的问题，从上到下将瘀血散开，另一方面帮助香附把气机调整到通达的状态。

六神曲有着重要的作用，是由 6 种药材发酵而成的，主要作用就是消食导滞。既然肝气和胃气都理顺了，瘀血也清掉了，那停留在胃肠当中的积食就由六神曲解决掉。

无论是气郁、血郁，还是食郁，郁结久了，都会化火，这个时候就需要栀子出马。栀子能清三焦之火，上、中、下焦的火都能清，用在这里就像一个消防员，将郁结已久化出来的这股热清掉，解决火郁的问题。

这个方子在越鞠丸的基础之上还加了木香和槟榔。木香和槟榔通常成对出现，有一个方子就叫作木香槟榔丸，专门针对积食久了导致的湿热问题。木香非常香，可以疏肝解郁、行气健脾，既可以帮助香附行气理气，又可以振奋脾胃，给不想吃饭的人打开胃口。槟榔则是身体的清道夫，专门对付食滞，就是那些积存在肠胃中时间很久都未曾消化的垃圾，在这里也可以助六神曲一臂之力。

好了，这就是小叔分享给大家的越鞠保和丸，简单来说它的作用就是疏肝解郁，开胃消食，解决气郁导致的胃痛、脘腹闷胀、嗳气反酸、消化不良、不思饮食、大便不调等症状。如果有上述这些问题，又不想熬汤药，可以试一试这款中成药。

痛经宝颗粒

　　小叔下面分享的中成药是专门解决女人特有的烦恼的，一是痛经，二是子宫内膜异位导致的疼痛，三是子宫腺肌症导致的疼痛，四是宫寒导致的小腹疼痛。有一款中成药刚好可以把这四种疼痛一网打尽，叫作痛经宝颗粒。

　　别以为这个药只是治疗痛经的，只要是受寒导致的疼痛都可以用。

269

　　我们来看一下痛经宝颗粒的配方成分：红花、三棱、莪术、五灵脂、木香、延胡索、当归、丹参、肉桂。

　　小叔之所以从那么多针对痛经的中成药中选择这款分享给大家，就是因为它的配方非常简明扼要，没有堆砌药材，用的也是常见的药材。

　　我们来看第一组药，是治标的，可以救急，直接消除疼痛。不管什么样的疼痛，归根到底一句话"痛则不通，通则不痛"。不管是痛经、子宫内膜异位导致的疼痛，还是腺肌症、宫寒，都是瘀血造成的疼痛。所以这里直接请来活血化瘀的最佳组合，那就是三棱和莪术。三棱、莪术是治疗癥瘕非常重要的药,是妇科良药,专门解决女性小腹里面的瘀血包块。再加上红花,红花也是活血化瘀的,比较擅长搞定络脉里面细微的瘀血。

接下来的一组药是行气药,行气也可以化瘀,很多人的瘀血就是气滞导致的。为什么会气滞呢?如生气了、压抑了、郁闷了等都会让气机不流通,或有寒湿了,也会阻碍气机的运行,从而导致气滞。气行则血行,气滞了,血自然流动缓慢,慢慢就会形成瘀血,从而痛则不通。所以这里用五灵脂来行气化瘀,五灵脂是寒号鸟的便便,以浊化浊,可以行气化瘀。木香与延胡索更不用说了,是专门来行气止痛的。

最后一组药是补血活血的,瘀血化掉后如果不及时补血会导致邪气再次占据这个地方,所以用当归来养血,丹参来活血补血。最后加了肉桂来解决寒邪,寒气进入子宫就会导致寒凝气滞,最后就是瘀血。女人的小肚子疼痛不外乎一是受气了,二是受寒了,所以这里加上肉桂来温经通络。另外,温暖子宫,驱散子宫里面的寒邪,一味肉桂就可以,辛甘发散为阳,肉桂甜甜辣辣的,相当于太阳,源源不断为身体注入阳气。

好了,这就是小叔给大家分享的痛经宝颗粒,如果有小肚子疼痛,不管是痛经,还是腺肌症、子宫内膜异位,只要判断为受寒、生气导致的疼痛,就可以试用。

安宫牛黄丸

很多年前,越南前主席黎德英正在家中洗澡,突然之间,两眼发黑,栽倒在地。黎德英中风了!家人急得像热锅上的蚂蚁,第一时间叫来救护车,经过医生的全力抢救,黎德英总算脱离了生命危险。

可是,黎德英昏睡不起,瘫痪在床,医院用尽全部的办法也无济于事。群龙无首,举国上下一片恐慌,甚至很多人都已经在心里盘算着总统去世后该如何如何。最后,越南政府不得不向中国发出求救信。

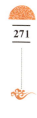

271

中国政府迅速派遣了最先进的医疗队,中医、西医都有。西医用了很多办法也没有让黎德英站起来。最后中医力挽狂澜,给黎德英服用了一种神秘的药丸,力排众议,给黎德英连续服用了 10 天。黎德英终于苏醒过来,脑出血全部被吸收,手脚开始灵活,可以说话,并且成功地站了起来。

太不可思议了!这简直是奇迹!越南政府官员无不惊叹。因为他们已经做好了最坏的打算。

创造这奇迹的就是中医、中药!谁说中医不能治病?谁说中医是"慢郎中"？

这颗神秘的药丸就是安宫牛黄丸，老百姓都知道，它是中国第一救命药，稳坐"天价药"第一把交椅，但物有所值，人们并没有抱怨安宫牛黄丸价格太贵。

至此，安宫牛黄丸的名声在越南快速传播开来，越南人民对安宫牛黄丸充满了无限好感，以至于只要来到中国，就要想方设法带一两盒安宫牛黄丸回去。

接下来，我们就来聊一个非常沉重的话题——中风。

如果可以选择，心梗与中风两者，小叔宁愿选心梗，虽然心梗瞬间致命，但小叔宁愿一命呜呼也不愿意中风后，余生只能在轮椅上度过，拖累家人、朋友。相信这样的日子对很多人来说生不如死。

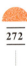

现在这个浮躁的社会，中风的人越来越多，文小叔身边就不乏其人。小叔高中同学的父亲就突然中风，脑出血，同学悲痛不已，四处借钱救命。他找到小叔，但小叔当时刚大学毕业，囊中羞涩，银行卡里就一万多块生活费，最后拿出了2000块给同学救急。可惜，同学的父亲还是落下了残疾，失明、偏瘫、生活不能自理，现在想来，要是当时家里准备一盒安宫牛黄丸就好了，也不至于落得如此凄凉的下场。

可是，人生没有如果，没有重来，只有时刻准备着。

下面，文小叔就为大家揭开安宫牛黄丸的神秘面纱，让这款救命良药更好地为老百姓所用。

安宫牛黄丸并非现代人所创,而是清朝名医吴鞠通的经典名方。

吴鞠通何许人也?温病大家。著名的方子桑菊饮就是吴鞠通的杰作,至今依然在造福人类,治疗风热感冒堪称立竿见影。吴鞠通在中医历史上到底有多厉害?想必大家对中医四大名著有所耳闻,它们就是《黄帝内经》《伤寒杂病论》《神农本草经》《温病条辨》。其中的《温病条辨》就是吴鞠通的代表作,可说吴鞠通与张仲景齐名。

吴鞠通的父亲就是生病去世的,让吴鞠通郁闷的是他父亲得的是什么病都不知道,这件事让他感触太深,于是痛下决心,发奋学习,终究成为一代医学大家,流芳百世。

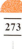

273

安宫牛黄丸是吴鞠通呕心沥血之作,几乎耗尽他一生的精力才研发出的方子,为什么叫安宫牛黄丸呢?这里的"宫"是什么意思?宫,就是宫殿、宫廷的意思,五脏六腑之中有谁有这个资格居住在宫殿里面呢?自然就是心,因为心为君主之官。所以这个"宫"对应的脏腑就是心包,心居住的地方。安宫,意思就是让心这个神明安宁下来。要知道中风发作的时候,心神是涣散的。

心是君主之官,是不受邪的,一旦外邪侵袭,只有心包代为受过,通常意义上的各种心脏不适,从中医角度来说都是指心包的病。

安宫牛黄丸是怎样力挽狂澜,让中风患者起死回生的呢？我们姑且先看安宫牛黄丸的配方组方：牛黄、麝香、水牛角浓缩粉、珍珠、黄连、黄芩、栀子、郁金、朱砂、雄黄、冰片。

不愧是大家，吴鞠通心思缜密，这个方子的配伍可谓天衣无缝——快、狠、准。

这个方子中有三组药，第一组药重点打击病邪，清热解毒，以牛黄为核心。牛黄是什么呢？就是牛胆中的结石。我们知道动物的胆汁是非常苦的，极苦之药必大寒，大寒就可以治疗大热。所以，牛黄是苦寒之品，能够以迅雷不及掩耳之势把心包里面的热毒清理出去，这时候不快不行，每一秒都非常关键。

不过在中风这种急重证面前，单靠牛黄一味药单打独斗是不行的，于是加入黄连、黄芩、栀子，它们一个个都是清热的"高手"，而且药性都走心包。有了这些"兄弟"帮忙，心包里面的热只能望风而逃了。

第二组药是开窍的药。为什么要开窍呢？中风就是七窍不通了，所以中医叫作闭症。我们的眼睛、耳朵、嘴巴、鼻子都是窍门，很多中风患者会口眼歪斜，说话不利索，这些都是窍门不利，还有的会大小便不通，也是窍门不利。

所以，我们必须把这些窍门打开，让气血上去，去滋润这些窍门。用什么药来开窍呢？记住4个字：芳香开窍！

但不能用一般的芳香之药，要用极香极香的药，这样才快，因为这是救急。极香的药中最好的莫过于麝香。麝香的味道浓得让人有点受不了。但就是麝香这股浓烈的香味可以打开窍门,让心神醒过来。当然,麝香也不是单打独斗,它还叫来了郁金、冰片来帮忙。

郁金与冰片都是芳香开窍的药,尤其是冰片,之前小叔在介绍速效救心丸时就说过它,它可不是冰箱里的冰块,而是植物中的麝香,最善于走窜,走而不守,马不停蹄,而且是快马加鞭,飞一般地把药性带到目的地。有了郁金与冰片的鼎力相助,麝香就如虎添翼,很快就把心神唤醒过来。

心神醒来后还必须做一件事,就是安抚它、稳住它,不然它还会匆匆忙忙逃走。于是就有了第三组药:镇惊安神。

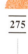

275

很多中风患者会出现神志不清、说胡话、惊恐不安等症状,这就是心神不宁的表现,所以要镇惊安神。我们的五脏都有神明,心的神明叫神,肝的神明叫魂,肺的神明叫魄,脾的神明叫意,肾的神明叫志。其中心神最怕心火,一旦心包有热,热就会干扰神明,神明就会逃出去。

镇惊安神用什么药呢?吴鞠通一共用了4员猛将,即朱砂、雄黄、珍珠、水牛角。

朱砂与雄黄都是矿物质药,一般矿物质药都有重镇的作用,因为它们的质地都很坚硬沉重,药性都往下走,能够收涩,把神魄收摄住。珍珠其实也类似一种矿物质。水牛角,以前叫犀牛角,除了镇惊安神,还有化痰的作用,是一味咸寒的药。

我们再来回顾一下安宫牛黄丸是怎么搞定中风的,分三步走:第一步清热解毒,第二步芳香开窍,第三步镇惊安神。

通过分析我们明确了解到,这个方子用的都是猛药,都是大苦大寒之药,所以安宫牛黄丸治疗的中风一定要是热证中风,绝对不能是寒证中风。如果用反了,不但起不到作用,反而会雪上加霜。

热证中风最典型的特点是什么呢?一定是发高烧,高烧不退;一定是唇干舌燥,很想喝水,而且想喝凉水;一定是怕热不怕冷;一定是大便干结、小便发黄,甚至尿赤;一定是舌苔发黄,舌质发红;一定是脉搏跳动特别快。

寒证中风有什么特点呢?首先是怕冷,直打哆嗦,面色发白,出冷汗,手脚冰凉,舌苔白腻,舌质也是白的,嘴唇发紫发青。

为什么安宫牛黄丸如此昂贵呢?

主要是里面有两味天然的药,一味是天然麝香,一味是天然牛黄,这两味药非常珍贵。现在国家禁止用天然麝香、天然牛黄入药,但由于安宫牛黄丸的作用之大、效果之好,只允许某厂家少量生产,物以稀为贵,自然价格会变得高昂。

正因为如此,安宫牛黄丸还被正式列为国家级非遗名录。

当然,市面上还有价格相对便宜的安宫牛黄丸,这些用的都是人工麝香、人工牛黄。

其实，从另一个角度来说，安宫牛黄丸也不是很贵，因为它是救命药，不是让你天天吃的养生保健药。这款药的保质期是5年，5年内如果能用上，保住性命，那大几百块或者上千元钱就不值一提了。什么样的人要在家里准备一些安宫牛黄丸呢？上了年纪的又有高血压的老人。尤其是身体强壮，脾气又暴躁的老人，这样的人最容易发生热证中风。打个比方，一个人喝了大酒，吃了大鱼大肉，又与别人大吵一架，暴怒中风，基本上就可以判断此人是热证中风了。

需要指出的是，安宫牛黄丸是救急药，不能预防中风，别一听说安宫牛黄丸这么好，就每个月吃一些，这样是不对的。这里面的药都是大苦大寒之物，很容易伤脾胃、伤正气，孕妇更不能吃。

这款药小孩子可以吃吗？要看情况。只要是高热迟迟不退，是可以吃的。还有急性脑膜炎、重症急性肺炎的患者也可以吃。

安宫牛黄丸最适合中风前，就是有中风征兆但还没有中风的时候服用，可以极大挽回中风对身体的损害，还可以赢得抢救时间。当出现口眼歪斜、说话说不清楚、四肢麻木、突然头痛眩晕时，赶紧服用安宫牛黄丸。

同样，如果你自己判断以后有中风的可能，也要准备一些，防患于未然。文小叔打算到了60岁，就准备一些，以备不时之需。这样做，是为自己的生命负责。

补益资生丸

还记得小叔给大家分享的参苓白术散吗？流传千古的健脾祛湿的方子，太多人有湿气，太多人需要参苓白术散，它可以解决脾胃的各种虚。还记得小叔给大家分享的保和丸吗？一个疏通消食的方子，太多人需要了，因为太多人胡吃海塞、营养过剩，保和丸可以解决脾胃的各种积滞和不通。

那么好，有没有一个妙方既有参苓白术散的作用，可以解决中焦的虚，又有保和丸的作用，可以解决中焦的不通呢？而且这个方子特别平和，属于药食同源，男女老少皆宜，不容易上火，可以久服，久服轻身、不老、延年，可以增强免疫力？

近来小叔终于发现了，其实很早之前就发现了这个方子，只怪当时没有认真研究这个方子。这个既通又补，可以强壮脾胃、抗衰老的方子叫作资生丸。

资生丸不是小叔之前介绍的资生汤，资生汤是张锡纯发明的，这里说的资生丸更有来头。

明朝有一位名医叫缪希雍，他小时候体弱多病，但长大以后身体却很强壮。据说就是因为他经常服用可以延年益寿的资生丸。

我们来看资生丸的配方:党参 90 克,白术 90 克,茯苓 45 克,陈皮 60 克,炒山楂 60 克,炙甘草 15 克,怀山药 45 克,炒薏米 45 克,炒黄连 9 克,炒白扁豆 45 克,白蔻仁 9 克,藿香 15 克,炒莲子肉 45 克,泽泻 9 克,桔梗 15 克,芡实 45 克,炒麦芽 30 克。

怎么服用呢? 不是直接煮水,而是把上面的药材买回来,打成超细粉,加上蜂蜜做成小丸子,每天服用 3 次,1 次服用 6 克,上面的量可以服用 1 个月左右。资生丸可以久服,3 个月、6 个月都可以。

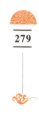

细心的朋友发现了,这个方子几乎包含了参苓白术散的所有成分,即在参苓白术散的基础上加了一些消食导滞的药。如现代人吃肉吃多了,就加山楂,肉食会导致痰多,就加陈皮。吃多了,脾虚了,就会产生湿气,参苓白术散里面有祛湿的,这里又加了白豆蔻、藿香及泽泻,这样祛湿的力度就更大了。如果脾胃有积食,不及时处理就会产生热,这个方子中加了黄连来清热,反佐这些温补的药。

这样,资生丸的功效就很全面了,符合阴阳之道,有阴有阳,有升有降,有寒有热,有补有泻,非常适合现代脾胃虚弱又有积食的人。这样的人开始是因为吃太多了,营养过剩,损伤脾胃,后来胃口不好,营养吸收不少导致消瘦,大便也不好。现在很多孩子都是这样的,所以资生丸特别适合脾胃虚弱又有积食的孩子。

资生丸不仅可以治疗脾胃相关的疾病，即便正常人也可以用它来保养，缪希雍本人经常会吃一点儿资生丸，以提高免疫力。为什么可以提高免疫力呢？因为中医认为免疫力的"大本营"在脾胃，脾旺四季不受邪。脾胃好了，抵抗力就好，免疫力强自然不容易生病。

这个方子也有中成药，叫作补益资生丸，效果类似。

木香顺气丸

下面我们一起来聊聊如何让自己身体里面的气机顺畅起来，这种气看不见、摸不着，但不代表不存在。非常时期，理顺我们身体的气尤为重要。

《黄帝内经》对于"气"有一句很经典的概括："升降息则气立孤危"。可见气顺对我们的身体有多么重要。

每个人都希望自己的人生一帆风顺，如果想要拥有顺顺利利的人生，前提是必须要有一个健健康康的身体。如果你的身体不健康，就不存在顺利的人生。你不可能在病床上享受你的财富吧？

要想一生都顺利，首先要气顺。为什么？气顺了心才会顺，心顺了身体才会顺，事业、爱情才会顺，那这一生不就顺了吗？

如何理顺我们身体的气呢？我们首先要明白身体里面的气是如何运行的。

我们身体里面的肝气就好比旭日东升，从东边海平面缓缓升起，所以肝气代表着生发，代表着春天，代表着生机，代表着希望,代表着朝气蓬勃的孩子。

如果一个人的肝气不升,身体就会出现一系列萎靡不振的表现:头发会干枯掉落,就像发黄干枯的树叶一样;眼睛越来越不好,就像快要燃尽的烛光一样;你会没有胃口,吃什么都提不起兴趣……

我们身体里面的肺气就好比日薄西山,从西边往下降,就好比白虎下山,肺气主肃降,代表着收敛、肃杀,人体的阴气、浊气在肺气的作用下从右边降下来。

如果肺气不降,反而往上升会出现怎样的状况呢?会流鼻涕、打喷嚏、咳嗽,脸上、头发会出油、长痘痘,肺气不降还会导致便秘……

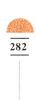

我们身体里面的心气就好比高高在上的太阳,太阳的光芒照射大地,所以大地才会孕育万物。心火一定要往下走,一方面温暖脾土,一方面温暖肾水。

如果心火不往下走,往上走会出现什么情况呢?会心烦不得眠,舌头长溃疡,喉咙发紧干涩,总之各种上火的症状都与心火上炎有关。

我们身体里面的脾气也往上走,吃进去的食物经过胃与小肠的消化吸收变成精微物质,脾气上升,把这些精微物质输送给肺。所以脾主升清,清阳出上窍,我们头面部的窍门都需要清阳的滋养,所以《黄帝内经》讲:"九窍不利皆属脾胃。"

如果脾的升清功能失效,我们会视物模糊、耳鸣、口干、嘴唇干,嗅觉也会减弱。

与之对应的胃气是要往下走的,胃气以降为和,如果胃气不降反而上升就会出现打嗝、呕吐、胃胀、口臭……

我们常常挂在嘴边的脾胃不和指的就是该升的脾气不升,该降的胃气不降。

身体里的肾气也要往上走,如果肾气不升,就无法把肾水带上去滋养肝木,肝木就会干涸,如果肾气不升,就无法把肾水带上去平衡亢奋的心火,就会导致上热下寒。

肾气就像蒸腾向上的地气,地气上升为云,心火就像天气,天气下降为雨,天地交泰,风调雨顺,万物华荣。天地不交,万物凋零,生命不复存在。

283

心气、肺气、脾气、肝气、肾气,这五气当中最应该理顺的是什么气呢?

是肝气!

为什么? 因为肝主一身气机,凡是身体气不顺的都与肝气不顺有关,肝气不顺,其他气机都会不顺。肝气一乱,全身皆乱,肝气一顺,全身皆顺。

肝气不顺就会横逆,横逆就会克伐脾土,肝气像粗暴的将军一样横在那里,胃气就降不了,胃气不降,脾气就不升,脾胃之气不流畅了就等于中焦堵塞了。中焦堵塞,肺气降不下来,心火也降不下来,自然肾气也升不上去。

所以，要想让身体的气机通顺，首先要调理肝气，其次调理中焦脾胃之气。

这个时代，气不顺的人太多了，除了饮食导致的脾胃之气不顺外，我们身体的气机不顺多数是由七情六欲导致的。太多的麻烦、太多的阻碍、太多的情绪让我们气不顺。

例如，很多人喜欢生气，一生气，气就要往上走，或者郁积在胸口。很多人喜欢胡思乱想，一天到晚操心，念头一个接一个，思虑太多就会气结，即思则气结。气是要流动的，结在那里自然就不顺了。很多人一天到晚想事太多，茶饭不思，脾胃之气自然不顺畅。

还有的人经常悲伤，悲伤可使气消，但如果气虚的人，动不动就悲伤，则会加重气虚。气往下走，大气下陷，上面的气空了，就会胸闷心慌，下面则会出现腹胀。不明白的人以为是气多了，于是用理气、破气的药，结果使气虚更严重。

还有的人经常恐惧，恐惧、担忧、害怕的时候，我们的气是要往下走的。如有的孕妇总担忧会滑胎，导致气往下走，固胎需要的气不足，结果稍微遇到一点儿惊吓，就滑胎了。

所以，要想保持我们身体里面的气通畅，就一定要调情志，喜、怒、忧、思、悲、恐、惊一定不能过度。

那么，重点问题来了，当我们的身体出现气机不顺的时候该怎么办呢？中医有没有专门的方子顺气呢？尤其是顺肝脾之气的呢？

贴心的文小叔专门为你们准备了一个妙方,这个方子可谓顺气第一方,它的名字叫木香顺气汤。

木香顺气汤的配方成分如下:苍术 9 克(炒),厚朴 9 克,陈皮 9 克,甘草 9 克,木香 12 克,香附 12 克(醋制),槟榔 9 克,枳壳 9 克(炒),青皮 9 克(炒),砂仁 12 克。

既然叫木香顺气汤,那这个方子中最主要的两味药就是木香和砂仁。木香和砂仁是理气中的圣药,是一对黄金搭档,它们组合使用会有一加一大于二的效果。木香和砂仁都有一股芳香之气,善于行气。

木香与砂仁可以顺一身之气,无论是头部的气不顺,还是胸口堵着一股气,或胃里有一股气、两胁有一股气、腹部有一股气等。

285

前面说过顺气最主要的是要顺肝脾之气,那这个方子顺肝气的有哪些药呢?有疏肝解郁第一药香附,有破肝气第一药青皮,有理气又不伤气的陈皮。这 3 味药对治疗乳腺增生也很有效果。

顺脾气的药有什么呢?主要是苍术。苍术一方面可以祛湿,一方面可以加强脾的气化功能,是白术的大哥,苍术可以让脾气升起来,让清阳升起来。

顺胃气的药有哪些呢?有厚朴、槟榔、枳壳。厚朴最善于顺肠道的浊气,能够把肠道的浊气驱散出去。槟榔最善于清除胃中浊气、清理厚厚的舌苔。枳壳可以理顺整条消化道的气，从咽喉、食管、胃、小肠、大肠，一路顺到底。所以，用了这味药大便会很通畅。枳壳还有一位大哥枳实，其药力更猛。

最后用点儿甘草充当"和事佬"，调和诸药，让这些顺气的药团结一致。

如果你有胸闷，胸中总有一口气堵着出不来；如果你觉得胃里被气堵着；如果你觉得两胁有气窜着胀痛；如果你觉得腹部总是胀痛，排个气就舒服一些；如果你总是打嗝、没有食欲；如果你的舌苔白厚腻；如果你经常生气，尤其是生闷气；如果你经常闷闷不乐；如果你觉得最近做什么都不顺，这碗顺气汤简直就是为你量身定做的。

文小叔特别叮嘱，因为这个顺气汤里有很多理气、破气的药，孕妇绝对不能服用。气虚之人要服用，必须同时补气。可以在服用顺气汤之后再服用补中益气丸。

如果不想煎药，可以去药店直接买中成药，叫作木香顺气丸。

生脉饮

这个方子送给出汗多的人，由"药王"孙思邈的研制。

无论是正常出汗，还是病态出汗，只要出了很多汗，这个方子都可以用。

无论是坐在那里出汗、吃饭时汗如雨下，还是晚上睡觉盗汗，在梦里浪费元气，这个方子都可以用。

因为，无论哪种出汗，只要是出了大量的汗，都会在一定程度上对身体造成损伤，汗血同源，伤的是血、是阴，汗为心液，出汗多了，伤的是心。

我们知道，夏天我们的脾胃非常弱，胃口不好，运化也欠佳，不适合吃过于滋补的药，但这个方子是唯一夏天可以天天喝的补药。它补进去的正好是你遗失掉的，犹如及时雨宋江。

这个方子亦如天降甘露，让你整个夏天都滋润。

夏天是一年四季中最适合养心的季节，这个方子又恰恰是养心的方子。

这个方子就是文小叔最崇拜的"药王"孙思邈发明的方

子——生脉饮。

这个方子的组成非常简单了，以至于很多人都不愿意拿出来论说，虽然简单却蕴含着深刻的道理。大道至简，大医至简，文小叔就特别喜欢这些简单的方子，它不玩花样，不玩噱头，不装"高大上"，它朴素得接近真理。

生脉饮只有3味药，即人参、麦冬、五味子。

眼力好又不耻下问的小伙伴问了："小叔，方子中明明有人参，为什么叫生脉饮，而不叫参麦饮？"

奥妙就在此！孙思邈是何人？是得道真人！他之所以给这个方子取名为生脉饮，背后一定有玄机。生，生长、生发，象征着欣欣向荣、勃勃生机，象征着一种顽强的生命力。五脏中谁最具备这个特征呢？当然是心！

生脉饮，生的是脉，脉又是什么？脉就是血脉。谁主血脉？心主血脉。心脏功能是否强大直接决定血脉是否畅通。血脉就好比一个城市的交通要道，心脏就好比一个城市的交通指挥中心。如果指挥中心不给力，这个城市的交通就会混乱，十字路口、三岔路口很容易出现交通堵塞。

人也一样，如果心脏功能不强，血脉就容易堵塞，出现瘀血。脑血管堵塞容易引发中风，心血管堵塞容易引发心梗，脸部毛细血管堵塞容易引发各种痤疮、色斑。

由此可见，生脉饮就是一个强壮心脏的方子。

那么，在这个方子里，简简单单的3味药到底是如何发挥神奇的药效,为我们的心脏保驾护航的呢?

我们先来说人参。

人参,大家都知道人参是补气的,能够补一身之气。人参用在这里主要补心气和肺气。孙思邈这个方子中的人参指的是党参,因为唐朝的时候还没有东北人参,只有山西上党一带产的人参,所以叫党参。

党参和人参一样也是补气的,只是效果比起现在的东北人参差远了。不过也好,党参不峻猛,就不用担心喝了之后会上火。

但如果你的心阳不足,文小叔建议你选用东北人参。现在药店买的生脉饮有两个版本,一个是党参版本,一个是人参版本,买的时候注意一下即可。

289

人参用在这个方子里就是强壮心阳。心里面有两股力量,一股是心阳,也叫心气;一股是心阴,也叫心血。两股力量相互制约、相互依存。其中心阳是心脏的本性,心脏的本性是什么?

心脏永远是火热的、跳动的、积极向上的,这就是心阳的本性,所以我们要顺其性,壮大心阳。如果你心阳不足,你就会心灰意冷,做什么事情都没有兴趣,如果你的心阳没了,心脏就会停止跳动。

我们再来说麦冬。

光有心阳是不行的,心阳必须以心阴为基础,心阳是一股能量,心阴是物质基础,就好比发动机,发动机之所以能够发动是因为有汽油,心阴就是汽油。

人参强壮了心阳,心阴靠谁来补? 靠的就是麦冬。

大家对麦冬可能稍微陌生一些,麦冬是一味很好的滋养心阴、补心血的药。

我们可以从麦冬这个名字来分析一下它的药效。为什么叫麦冬而不是米冬? 看到麦这个字你首先会想到什么? 首先会想到小麦。对了,麦冬的形状就很像小麦的麦粒。小麦是五谷,在夏天收割,夏天对应的五脏是心,所以小麦对心脏特别好。因此,麦冬也入心,对心脏也特别好。

290

麦冬还有一个冬天的冬字,冬天主收藏,对应的是肾,麦冬又是根部入药,根部的药通常入肾,可见麦冬还入肾经,可以滋肾阴。滋肾阴恰好又可以牵制心火,目的还是为了养心。

人参与麦冬是绝配,很多人吃人参会上火,如果与麦冬一起吃就不会上火。因为麦冬的甘润刚好可以制约人参的温燥。人参是升,麦冬是降;人参是阳,麦冬是阴。一升一降气机就流动起来了;一阴一阳,善补阳者必从阴中求,阳得阴助而生化无穷,善补阴者,必从阳中求,阴得阳升而泉源不竭。这就是一阴一阳谓之道也,阴阳平衡百病消。

麦冬被《神农本草经》列为上品,可以久服,轻身延年,它的味道是甘的,性子是平和的,稍稍有些凉,可以滋五脏之阴,是消渴患者的养生佳品。

最后,我们说说五味子。

人参强壮了心阳,麦冬滋养了心阴,为什么还要加入五味子呢? 是不是有些画蛇添足呢?

当然不是,加入五味子不是画蛇添足,而是锦上添花。

五味子,顾名思义,这种药是植物的种子,它的独特之处是有 5 种味道,即酸、甜、苦、辣、咸。因为有五种味道,所以它的药性可以兼顾五脏。但其主要味道是酸味,酸味主收敛,所以在生脉饮这个方子中,五味子主要收敛心神,让补进去的心阳、心阴能够守得住,不过于外散。

炎炎夏日,我们的气血都浮在外面,出汗很多,心神很容易外散,把五味子加入生脉饮再适合不过了,一补一收,让药效发挥得淋漓尽致。

这就是生脉饮。

一份人参 1 克,两份麦冬 2 克,一份五味子 1 克,泡一壶茶,喝起来,可以滋润你整个夏天。

不愿意动手的"懒癌"患者可以直接去药店买,有了生脉饮,这个夏天再也不怕出汗了。

五子衍宗丸

一直以来,小叔的"男粉"颇有不满,说:"小叔总写送给女性的方子,送给男性的方子少之又少。"不能怪小叔,因为小叔的 80% 粉丝是女性朋友,女士优先,小叔首先要满足女性朋友的需要,她们是自学中医的中坚力量,是传播中医文化的重要力量。

不过在这里小叔打算满足男性的需要,送一个妙方给男人们,其实女人也可以用的,因为女人也需要补肾。只不过一般认为男人补肾,女人补肝。这是什么方子呢?据说是神仙张果老送给唐玄宗的秘方,号称壮子第一方,让男人精力无穷、长生不老。

这就是大名鼎鼎的五子守仙方,配方组成如下:菟丝子15 克,枸杞子 15 克,覆盆子 15 克,五味子 9 克,车前子 6 克。

我们首先看它另外一个名字,叫作五子衍宗丸。这下大家明白了吧,打算要二胎、三胎的朋友对这个一定要重视,可以作为备孕首选方。

五子衍宗丸的组成中都是种子类药物。种子有什么作用呢？植物的精华全部收藏在种子里面,种子的封藏作用非常强大,可以固精,把我们身体的精华牢牢固住,不让身体的精华流失。什么是身体的精华？如总是流汗、遗精、尿频,以及房事的时候力不从心,速度太快,这些都是肾精不固的表现,服用五子衍宗丸就有很好的效果。

种子的药性都是往下走的,有补肾的作用,所以说五子衍宗丸最主要的作用就是补肾。

肾有阴阳之分,你看这个配伍也很精妙,里面的菟丝子是补肾阳的,菟丝子是一种寄生植物,专门寄生在树上,所以它的攀附作用很强,你想想如果攀附作用不强大,怎么可以寄生在别的植物身上呢？这说明菟丝子本身就有很好的固精强肾作用。菟丝子比较温,所以侧重补肾阳,对欲望低下、起不来有很好的调理作用。菟丝子对精液也有很好的作用,对精子质量低、精不液化、精子活力不够都有调理作用。菟丝子对女性来说有很好的固胎作用。

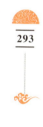

293

然后是补肾阴,一阴一阳谓之道,补肾阴就用到大家熟悉的枸杞子了,小叔不多说。说说覆盆子,小时候大家都吃过覆盆子吧,酸酸甜甜的,是童年的回忆。覆盆子主要起收涩、固涩的作用,酸可以收,它又是种子,所以重点在于固精,在于封藏身体的精华,可以缩尿、止带、止泻,对男性的早泄有一定的调理作用。

接下来是五味子,大家都比较熟悉,它是红色的,特别酸,其实仔细品尝五味子有五种味道,酸、甜、苦、辣、咸都有,它又是种子,所以可以补五脏之精。五味子最主要的味道是酸,酸有强大的收涩作用,所以五味子可以把身体的精华收住,对出虚汗作用很强大。

接下来用的一味药可以说是锦上添花,是反佐的,前面四味药材都是种子,可大补肾精,大补容易滋腻,容易虚不受补,如果肾里面有邪气就不容易补进去,为了更容易补进去,这里用了车前子。肾里面有什么邪气呢?最主要的就是水湿。把肾里面的水湿利出去,更容易补进去。所以加入车前子利水,这样就会补而不滞腻。

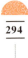

好了,这就是小叔送给男人们的方子,如果你有腰膝酸软,头晕耳鸣,眼花,房事不给力,时间短,晚上容易起夜或遗精,须发早白,小便不利,尿后余沥,可以了解一下这款五子衍宗丸。

十全大补丸

　　首先，文小叔要负荆请罪，要向一款药说声"对不起"。

　　是的，文小叔深深地误会了它。它明明是一块瑰玉，文小叔却把它当成了一块石头。

　　它就是名字听起来非常"高大上"的十全大补丸。

　　是文小叔狭隘了，是文小叔不够宽容，当从金庸的武侠电视剧里第一次听到这个名字时，文小叔想都没想就把它打入了冷宫。

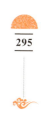

　　十全大补丸，老实说，文小叔不喜欢这个名字。人生没有十全十美，世上也没有十全十美的人，也没有十全十美的事，又哪来的十全十美的药呢？所以，文小叔任性地认为它一定是哗众取宠，一定是忽悠那些不懂中医的人，一定是个不折不扣的"标题党"。

　　多年以后，当文小叔真正走进它的世界时，才发现自己错得一塌糊涂，原来十全大补丸不仅是"标题党"，还是如假包换的"内容党"。

酒香也怕巷子深，在当今时代，做一个有内容的"标题党"是可取的。就像文小叔现在的文章，如果辛辛苦苦写了一大堆，却因为死气沉沉的标题无人问津，是问如何让更多的人受益于中医养生呢？如何能够更好地弘扬中医文化呢？

十全大补丸，没有显赫的身世，是民间老百姓献给朝廷的方子，它出自宋朝的《太平惠民和剂局方》。文小叔的资深读者应该记得，这应该是文小叔第三次隆重推荐《太平惠民和剂局方》里的方子了。前两次推荐的是四君子汤和逍遥散。

十全大补丸，里面蕴含的内容丰富深刻，而且都是满满的干货。

大家先随文小叔一起来看一下十全大补丸的配方组成：茯苓、人参、白术、甘草、地黄、芍药、当归、川芎、黄芪、肉桂。

这就是十全大补丸的成分，10种大家耳熟能详的药材。

看见前4味药，大家有没有眼前一亮呢？是不是有一种久违了的亲切感？是的，前4味药就是文小叔之前推荐的，大名鼎鼎的"健脾第一方"四君子汤。

文小叔在大理的民间中医朋友说，他每次开方子都会以四君子汤打底，因为他深知脾胃是五脏六腑的中心，是气血生化的来源，脾胃就像车轮的轴心，没有它，五脏六腑就无法正常运转。最重要的一点是，脾胃不好，再好的药也无福消受。

深谙这个道理的不仅是文小叔的朋友，更有医圣张仲景，他的每一个方子几乎都有健脾建中的思路，他的脾四味（人参、生姜、甘草、大枣）频频出现在各大方子中。

是的，当四君子汤出现在十全大补丸最前面时，文小叔开始对它俯首称臣。

四君子汤不仅健脾养胃，还补气，是"补气第一方"。补什么气？补脾胃之气，补正气，即正气内存，邪不可干。

光补气不够，还得补血。因为气血不分家，相互依存，气为血之帅，血为气之母。单单补气，效果差强人意，单单补血，效果也不尽如人意。唯有气血双补才是上上之策。

请大家继续往下看十全大补丸的方子：地黄、芍药、当归、川芎。

这又是什么？"资深"中医爱好者笑了，这不就是人见人爱、花见花开，尤其备受女同胞们青睐的四物汤嘛！

是的。四物汤，"千古补血第一方"，名气与四君子汤不分伯仲。地黄，滋肾阴，养血化瘀血；芍药，养肝血；当归，活血又补血。

现在重点说说川芎。川芎的主要功效也是活血化瘀，但它有与众不同之处，就是它有一股轻香，一般轻香的药都有行气的作用，药性都会往上走。所以，川芎的药性能够直达头面部,特别善于化头面部的瘀血,这样一来,头痛、各种面斑都被它搞定了。

同样,川芎还能够下行血海,对治疗女子胞宫的疾病有很好的疗效,如痛经、子宫肌瘤等。可见,川芎是妇科良药。

千古第一补气方之后紧接着就是千古第一补血方,你说这个方子牛不牛?

更牛的还在后面,我们来接着分析。

健脾的有了,补肾的呢?十全大补丸的最后一味药肉桂,就是它了!历代医家一致认为肉桂有两大功效:一个是强壮肾阳,强壮命门之火;一个是引火归元,能够收敛虚火、收敛浮阳。其实肉桂还有一大作用,就是强壮心阳。

肾阳有了,肾阴呢?就需要大名鼎鼎的熟地黄了。

补气、补血有了,补脾、补肾有了,补阴、补阳也有了,真是什么都全乎了。不过,还没完,一个方子的精妙之处还得画龙点睛,画龙点睛靠什么呢?靠的就是黄芪!黄芪补一身之气,虽不刚烈峻猛,但犹如太极一样,让你全身的气机运转起来。黄芪就等于开关,轻轻一按,灯亮了,所有的药都活了,各就各位,各司其职。

至此,十全大补丸实至名归。

那么,重点来了,十全大补丸到底治疗什么病呢?治的病太多了。这么说吧,脾虚、气虚、血虚、瘀血、阴虚、阳虚等引起的疾病都可以调理。

这款药最适合那些整天觉得乏力，没精打采，去医院检查什么都检查不出来的人。

这款药最不适合那些整天大鱼大肉、痰湿体质的人，这样的人还补什么呢？这样的人需要通，萝卜、白菜就是最好的补药。

最后，文小叔还要提醒大家一句：之所以把方子拿出来分享是让大家有备无患，绝不是号召大家使劲儿吃药。文小叔还是那句话，真正治本的只有你这个人，而不是任何医药。

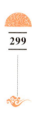

加味逍遥丸

文小叔这里介绍的不是逍遥丸,而是逍遥丸的加强版——加味逍遥丸。因为很多"粉丝"问,逍遥丸与加味逍遥丸如何选择?看完下文你们就明白了。

先把这个方子摆出来,配方组成如下:丹皮、栀子、柴胡、白芍、当归、白术、茯苓、煨姜、薄荷、甘草。

这个方子包含了4组药。

第一组药:丹皮、栀子,用于清肝。

养肝之前需要把肝里面的垃圾清理出去。肝里面有哪些垃圾呢?通常肝气不舒会导致气郁化火,火毒靠谁来清理?靠丹皮。丹皮,就是国色天香牡丹的根皮。丹皮是红色的,红色入血分,所以能够凉血,还能够去掉肝里面的瘀血,把肝火化掉。肝火化掉后,你就不会易怒、头痛、乳房胀痛、长痘痘了。

那栀子呢?栀子是栀子花的果实,形状像一个小灯笼,味道有点儿苦,但不是太苦,苦则往下走,但又走得不太远,所以刚好可以清三焦这个区域的火。三焦这个区域很大,很多疑难杂症都集中在这个区域。

而张仲景又把肝胆系统的疾病归于三焦,所以栀子能够清肝胆之火,还能利肝胆湿邪。同样,栀子还能去掉心火,苦味入心。有人担心栀子太寒,其实栀子是微寒的。张仲景有好几个以栀子为主的方子,如栀子豉汤,专门调理心烦不得眠。

第二组药:白芍、当归,用于补肝,把肝血、肝阴养起来。

肝体阴而用阳,肝藏血,所以肝需要大量的阴血来滋养。如果肝血不足,肝就会慢慢硬化,就不柔润了,就像久旱龟裂的田地一样。

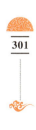

如何让肝柔润起来?白芍可以柔肝,滋养肝血,加速肝血的形成,这是一种收的力量,能够把肝血稳稳地收住,白芍用在这里还可以防止柴胡升提太过。白芍还可以引血下行,对缓解腹痛、腿抽筋效果较好。

当归,血家圣药,就是让血归位,让血不乱跑,回到该待的地方,治疗血液方面的病几乎都离不开它。所以,女人的月经有问题,如量少、有血块、痛经、闭经等都要用到它。当归有归头、归身、归尾之分,归头可破血活血,归身可补血,归尾可化瘀血,不过现在没有那么严格了,药房卖的都是全当归。

第三组药:柴胡、薄荷,用于疏肝,让肝舒服起来,它就给你干活儿。

肝喜欢什么我们就给它什么,顺着肝的性子来,不打压它,让它自由成长,这就是疏肝。

我们常说,要做最好的自己,要做最真实的自己,疏肝就是让肝成为最优秀、最真实的自己。

柴胡是加味逍遥丸的君药,没有它整个方子就失去了意义,因为柴胡可以让肝成为最好的自己。柴胡顺应肝的秉性,把肝气升起来,把郁结之气疏解掉,让肝胆得到疏泄、更条达,像微风中轻轻摇摆的柳条,那么舒展,那么惬意。所以,柴胡是一味升提肝气的药,是一味让肝胆很快乐的药。

柴胡这股升提之气很重要,正是因为有这股升提之气,我们补进去的当归、白芍才得以发挥效果,不然补进去的就是一摊死血。要让当归、白芍这股阴血上升到头面部,必须要靠柴胡这股升提之气。

除了柴胡,薄荷也可疏肝。薄荷疏肝的特点在于散,散肝经的郁结郁火。薄荷轻如羽毛,这种清香之品特别善于走上焦,所以能够辛凉解表,宣发肺的浊气,消除黄痰。治疗风热感冒,薄荷少不了,喝上一杯,喉咙就不痛了,加上蜂蜜效果更佳。

第四组药:白术、茯苓、煨姜、甘草,用于守住脾胃,让脾胃这个轮子转起来。

为什么调肝的方子中要加入这么多建中的药?

因为中医有"知肝传脾"。什么意思呢?就是说,肝有问题一定会导致脾也有问题，这叫肝木克脾土。肝气不舒，横逆在那里，脾胃也运化缓慢了，就会出现胃胀、腹胀，一会儿食欲超好，一会儿茶饭不思，还会便秘，甚至吐血等。

这就好比你唱着曲儿走着，突然一棵大树倒了下来挡住了你的去路。

还有一个原因，无论你有什么病，调理的时候一定不要忘记健脾养胃，因为脾胃是五脏六腑的中心，脾胃这个轮子不转，其他五脏六腑都得瘫痪。

这个方子里的白术、茯苓健脾又祛湿，生姜、甘草守住脾胃之气，又提振脾阳，加强脾胃的运化能力，把这四味药中的生姜换成党参就是大名鼎鼎的四君子汤。四君子汤就是让脾胃这个轮子转起来的药，打通中焦的药。

303

加味逍遥丸蕴含了养肝的三大法门：清肝、补肝、疏肝，还加了一层金钟罩：健脾。

发明逍遥丸的前辈早已驾鹤西游不觅踪迹，史料上也没记载他的名字。文小叔料想，这位高人一定是庄子的"死忠粉"，一定对庄子的《逍遥游》爱不释手，一定是一位道医，以天为被，以地为席，视名利为云烟，天大地大，无拘无束，任我逍遥。

人这一生，为这为那，为名为利，说到底，最终的目的不就是内心的安宁与快乐吗。如果没有内心的安宁与快乐，即使你天天锦衣玉食，住豪宅、开豪车，又有何意义呢？

然而，现实是，这个时代最缺乏的就是内心的安宁与快乐。

不过没关系，好在有加味逍遥丸，它能够让你不再抑郁、不再焦虑，消除你的种种不开心。

加味逍遥丸虽好，不可多食，心逍遥才是真的逍遥。

逍遥丸与加味逍遥丸如何选择呢？如果你肝气不舒，心情郁闷，但没有化火就用逍遥丸；如果你肝气郁结，气郁化火，有各种上火症状，如头痛、眼屎多、乳房胀痛、来月经长痘痘、口腔溃疡等就可以用加味逍遥丸。加味逍遥丸也叫丹栀逍遥丸。

玉屏风散

大家先来回答一个问题，从来不感冒到底好不好？

估计大部分人会说那当然好了，从来不感冒，身体倍棒，多好！

实则不然，从来不感冒的人不是不感冒，而是身体已经没有能力感冒了，身体已经虚弱到极致，阳气已经衰弱到一定程度，就算破天荒的感冒一次也绝不会发热，最多只是低热。

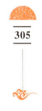

大家有没有注意到一个现象，通常感冒发热，一发热就是高热的小孩子。

为什么是小孩子？因为小孩子是纯阳之体，阳气非常充足，所以一发热就是高热。这种高热有一个特点，即来得快去得快，反而低热会缠缠绵绵好几日。

其实，感冒并不一定是坏事，你这次感冒了要隔很长一段时间才有可能再次感冒，西医叫作产生了抗体。中医怎么说呢？就是你的身体、五脏六腑来了一次大清理，尤其是肺脏，等于给又脏又乱的屋子来了一次大扫除，把身体里面的浊气、病邪统统赶走了。这些浊气、病邪下一次汇聚需要一段时间,所以这段时间属于你的免疫期,不会感冒。

看到这,可能有人慌了:我好久没感冒了,这可怎么办呢?要不要往流感堆里一站,让流感患者冲着我来几个喷嚏呢?

还有一种情况就算你从不感冒也没关系,那说明你真正做到了好好睡觉、好好吃饭、做什么事情都不过度,适当运动,心态平和。用《黄帝内经》的话来说,就是"起居有常,饮食有节,不妄作劳,精神内守,病安从来"。

经常感冒的小伙伴乐了:原来感冒还有这等好处!那经常感冒的我是不是一不小心就捞了很多好处?

别高兴得太早哦!动不动就感冒与从不感冒都是不好的。比如人家感冒一次,一两天就好了,下一次感冒要隔个一年半载。而你呢,感冒一次轻则十来天,重则一个月迁延不愈,甚至这次感冒刚好,隔几天或几周又感冒了,这是为什么?西医讲因为免疫力低下,中医讲因为正气不足,表虚不固。

经常感冒会损伤正气。你想想,每一次感冒身体都要调动全身的正气与外来病邪做斗争,必然会耗损正气。

最后的悲剧是什么呢?最后的悲剧是,一阵风过来,你就倒下了,这叫弱不禁风。

重点来了,如何提高免疫力?

中医有一个妙方,专门用来固表,专门用来加强正气,专门用来提高抵抗力。

这个妙方就是玉屏风散！

玉屏风散，多么优雅动听的名字！浩如烟海的药方当中，玉屏风散这个名字算是取得非常好了可见古人的风雅情趣。

屏风，大家不陌生吧？往屋子里一放，顿时就增添了几分古色古香。屏风，顾名思义，不仅仅是用来装饰屋子的，它的主要作用就是挡风。外感六淫中的风邪是最变化多端的。这下好了，有了屏风，任你风邪诡谲狡猾，也吹不到我了。

是的，玉屏风散就是这样一个药，让风邪不敢靠近你，这样你就不会感冒了。

我们来看玉屏风散的组成：防风、黄芪、白术。

防风，是一种草。这种草的奇特之处不得不让人叹为观止。俗话说"墙头草两边倒"，风往哪边吹，它就往哪边倒。可这防风与生俱来有一种八风吹不动的定力，任你东南西北风，它就是不动。中医就巧妙地发掘了防风的这种特性，用它入药，专门对付风邪。它不仅能够像屏风一样挡住外来的风邪，还可以把侵入身体里面的风邪赶出去。

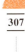

但是，人无完人，药无完药，防风的缺点就是与风邪做斗争的时候需要消耗一定的正气。不过，别急，这个时候黄芪就派上用场了。黄芪，补一身之气，尤其善于补肺气。防风消耗多少正气，黄芪就立马把正气补上。防风是君王，黄芪是宰相、将军，二人协同作战，战无不胜。而且，黄芪本身也有固表的作用,调理表虚自汗经常用到它。

防风在前方作战,黄芪就在后方给防风加血,血源于脾胃,所以还需要健脾守中的药。这时,白术大唤一声:"我来也! 你们安安心心作战,后备军粮无须担忧,保证让士兵们吃饱喝足了!"

是的,白术就是这样一位健脾的药,在很多健脾祛湿的方子里都有它的身影。它通常与茯苓一起相须为用,效果更佳。

就这样,玉屏风散既能够扶正又能够祛邪,相得益彰。

这个方子,文小叔没有写剂量,因为已经有中成药了。

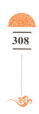

这个药的吃法有一点要注意,就是平时没有感冒的时候可以吃它,得了感冒的时候反而不能吃它。因为黄芪是固表的,已经感冒了再去固表就等于闭门留寇,就好比把小偷关在屋子里,这个时候我们要让病邪出去,需要解表,而不是固表。

这个药特别适合动不动就感冒、反复感冒的人吃,再配合小米山药粥以养气血、强壮脾胃,效果更好。

防风通圣丸

中国有很多方子,有的方子很出名,但口碑并不好,比如六味地黄丸,几乎家喻户晓。但很多人吃错了,这个药只适合单纯肾阴虚的人吃,肾阳虚或阴阳两虚的人吃了自然适得其反。

有的方子不怎么出名,但口碑很好,比如文小叔接下来隆重介绍的防风通圣丸。

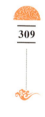

防风通圣丸与六味地黄丸比起来,真的是养在深闺人未识,知道它的人少之又少,但老百姓却给了它极高的评价:有事没事,防风通圣。

文小叔想,对于一款中成药来说,没有什么比这评价更高的了。

防风通圣丸真的非常好,名不虚传,先来看两个小故事。

元宵节那天,四川的一位宝妈发来微信,说自己5岁的孩子吃肉吃多了,突然起了大片的湿疹,按照文小叔春节前的叮嘱,买了保和丸给孩子吃,但效果不明显,问怎么办。

文小叔问舌苔如何,宝妈说舌苔有点儿黄腻,又问大便如何,宝妈说这两天有些便秘,大便干硬。文小叔想都没想,就对宝妈说,去买防风通圣丸吃。保和丸消食,但通便的力度不大,要用防风通圣丸效果才好,表里双解。

第二天这位宝妈就发来反馈消息,说孩子拉了3次臭臭,湿疹就下去了。

看,防风通圣丸治疗湿疹就是如此神速,风一般的感觉。

还有福建的一位小伙子,大腿根部突然奇痒无比,一挠一大块,吓傻了,心急火燎向文小叔求助。小伙子拍了一张照片发过来,文小叔看颜色鲜红,呈风团状,又问他以前有没有出现过这种症状,他说没有,于是断定这是典型的风热侵袭引发的荨麻疹,让他迅速去买防风通圣丸。

吃完药后,当晚荨麻疹就消失了。来也匆匆,去也匆匆,别看它来势汹汹,越挠越多,但走的时候也是挥挥手,不带走一片云彩,不留一点儿痕迹。这就是急性荨麻疹的显著特征。其实,这种荨麻疹无须药物也会自行消失。人身体里面的湿热之毒发出来是好事,最怕不懂医的人用激素去压它,把病邪往身体里面赶,养虎为患。

文小叔最后叮嘱小伙子,现在是春天,万物都在生发,藏在身体里的病邪也会生发,这个时候最好不要吃海鲜之类的发物。海鲜吃多了,身体里面会聚集很多湿毒,这湿毒发出来就是各种皮肤病。沿海一带的人患皮肤病,原因之一就是太喜欢吃海鲜了。

小伙子连连称是,他就喜欢吃海鲜,这次荨麻疹就是吃小龙虾吃多了才暴发的,以后得悠着点儿了。

看到这,大家更加好奇了,这防风通圣丸到底为什么有这么好的作用? 竟然能轻轻松松就把烦人的湿疹、荨麻疹治好了! 那它能治好痘痘、牛皮癣吗?

文小叔神秘一笑,大家少安毋躁,姑且先看看防风通圣丸的配方组成:防风、荆芥、连翘、麻黄、薄荷、川芎、当归、白芍、白术、山栀、大黄(酒蒸)、芒硝、石膏、黄芩、桔梗、甘草、滑石、生姜,一共 18 味药。

这是一个大方子,出自"金元四大家"之首刘完素的《宣明论方》,中国人受益于这个方子已有 800 余年的历史。

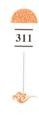

311

熟悉文小叔的人都知道,文小叔素来喜欢大医至简,喜欢精简的小方子,张仲景的方子几乎都是小方子,小方子治大病,这叫高明。这也是张仲景为何至今无人逾越的原因。

那么,是不是大方子就一定不好呢?

那也不是。小有小的妙,大有大的理。一个好的大方子不是简单的药材堆砌,而是要有大格局、大气势,放得开,收得住,大方子中包含多个配伍精妙的小方子。

防风通圣丸做到了。

小学时老师经常让我们说一说一篇文章的中心思想,一篇文章有一篇文章的中心思想,一个方子有一个方子的中心思想。那么,防风通圣丸的中心思想是什么呢?

防风通圣丸的中心思想是：表里双解。

什么叫表里双解？中医讲的病症，看似复杂，多得像牛毛一样，但从症状分布的位置来看只有三种病：一种是表证，就是皮肤腠理上的疾病；一种是里证，就是五脏六腑里面的病；还有一种是半表半里证，既不是表证，又不是里证，比如口腔既不是表也不是里，口腔疾病就是半表半里证。半表半里的病非常多，很多疑难杂症都属于半表半里证。

防风通圣丸不解决半表半里的病，专门治疗体表的病和里面的病，这就是表里双解。

最典型的体表疾病就是各种皮肤病。

这个方子中的哪些药治疗体表病呢？防风、荆芥、麻黄、薄荷，这四味解表发汗的药强强联手，是四大名捕，专门捕捉无孔不入、游走不定的风邪。其中老大是防风，防风通圣丸用的就是防风的名字，所以防风是老大。

防风这个药很特殊，是一种草，很坚定，风吹不倒，不像别的草，风往哪边吹就往哪边倒，所以它能够防住风。防风还有一个好处就是不仅能够防止外面的风，还可以把身体里面的邪风搜刮出来，赶到外面去。所以，治疗大部分的皮肤病都要用到它。

这四味药通力合作就可以解表，把表邪赶走，把毛孔打开，驱走身体里面的病邪。

所有的皮肤病看似是皮肤的问题，其实本质上是身体里面的问题，所以治里才是关键。

防风通圣丸可以解决什么问题呢？

解决大肠里面的宿便。俗话说看一个人的肠子干不干净看看他的脸就知道了，如果一个人的脸上有各种痘痘、斑斑点点、坑坑洼洼、油油腻腻，那这个人的肠道一定很脏，有太多垃圾。大肠里的宿便靠什么清理干净？靠的是这个方子中的大黄与芒硝。

大黄与芒硝是久经沙场的老搭档了，大黄是将军，非常猛，走而不守，像关羽一样一路过五关斩六将，在副将芒硝的配合下，把肠道的宿便一股脑赶出去。

身体里面的湿浊，主要是膀胱里面的湿浊。如何把湿浊这个病邪赶走？这里用的是白术、滑石、栀子。

身体里面的热毒。为何会有热毒呢？因为宿便和湿浊迟迟得不到清理，就会郁积成热，就好比沼气池里的垃圾能发电一样。

清热又靠什么？靠石膏、黄芩、连翘、桔梗、栀子。这几种都是清热解毒的"高手"，所以这个方子清里热的力度是比较大的。

身体里面的宿便没了，湿邪也没了，热邪也没了，就会清清爽爽、干干净净，哪还会得皮肤病呢？

防风通圣丸的高明之处就是用釜底抽薪的方法来治疗皮肤病。

防风通圣丸在祛邪的同时不忘记扶正,不忘记养气血,这又靠什么呢?靠当归、白芍、川芎,再加一个熟地就是四物汤了。祛邪久了会伤气血,所以四物汤把气血养起来,这样打仗才有力气。中医有一句话,治风先治血,血行则风停,风停了,皮肤就不痒了。

防风通圣丸这个方子一共用了五种方法来治疗皮肤病:汗法、下法、利法、清法、养法,不可不谓用心良苦啊。

防风通圣丸还可以治疗感冒,如果是那种既有表寒又有内热的感冒,通常风热感冒和风寒感冒后期,用防风通圣丸效果较好,如果还有便秘,那就更适合了。

对于防风通圣丸这个药,大家只要记住一句话:有表证又有里实证,就可以用。

不过,文小叔最后还要叮嘱一点,这个药主要是祛邪的,补益的作用不是很大,不能长期服用,身体虚弱的人也要谨慎服用。有事没事,防风通圣,不是说让你有事没事就吃这个药,而是说这个药只要对症就非常有效。

宝妈们要把这个药买回家,因为小孩子经常会出现表里俱实的症状。当然,小叔还是要再三告诫宝妈,小孩用药一定要慎之又慎,最好是在医生的指导下使用。

小柴胡颗粒

有些医者把小柴胡汤用得炉火纯青，还自成一派，叫"柴胡派"。

小柴胡汤这个名字，大家应该都不陌生，它是一个经典名方。

接下来，我们看一下小柴胡汤的配方组成：柴胡、黄芩、人参、半夏、甘草、生姜、大枣。

因为小柴胡汤已经有中成药小柴胡颗粒，几乎所有药店都有售卖，这里就不写剂量了。

这个小柴胡汤到底怎么用？当身体出现什么症状时可以大胆用它？

张仲景很明确也很亲切地告诉我们，只要出现以下四大症状之一，小柴胡汤就可以派上用场，大有可为。也就是说，不必完全满足四大症状，只要出现四大症状当中的一个就可以。

第一大症状：胸满胁痛。

胸胁这个位置就是半表半里区域，女人常常会两胁胀痛。为什么呢？因为邪气堵在了这个位置。感冒初期，邪气在表，慢慢地就开始进入半表半里，因为正气的阻挡，这个邪气只能暂时观望，于是在胸和胁这两个地方安营扎寨，以便相机而动。

第二大症状：往来寒热。

往来寒热到底是什么意思？

这四个字我们可以拆开来理解，往来寒热其实就是寒来热往，如果你还不明白寒来热往的意思，文小叔再说一个成语你就会恍然大悟了：你来我往。明白了吗？往来寒热就是寒与热一来一去的意思，说白了就是你一会儿感到冷，一会儿感到热；你一会儿流清鼻涕，一会儿又流黄鼻涕。只要你出现这种情况，大胆使用小柴胡汤即可。

为什么会出现这种往来寒热的情况呢？

那是因为，正气与邪气交战，正气相对强的时候，会把一些邪气赶到外面去，你就会感到热。正气相对弱的时候，邪气就会杀进来一些，你就会感到冷。正气与邪气就是一个此消彼长的过程。

第三大症状：不欲饮食。

不欲饮食，也就是食欲不振，没有胃口，吃不下饭。生病了，当然吃不下饭，因为脾胃虚弱，脾胃之气正在与邪气做斗争，暂时无暇顾及饮食。所以这个时候最好喝粥，因为粥是最不消耗脾胃之气的。

第四大症状：心烦喜呕。

为什么会心烦？心烦与气躁通常连在一起，女人应该对这个比较好理解，因为女人每个月都有那么几天会心烦气躁，就是"大姨妈"来的时候。月经期间，血虚于下，气浮于上，气有余便是火，这个火就会不断骚扰心脏，所以就会心烦。

心烦，说白了就是心火下不来，肾水上不去。为什么下不来？因为中焦脾胃这个轮子卡住了，不转动了，或转动非常缓慢了。中焦不通，上下就不对流，就会形成上热下寒。

喜呕也是脾胃弱的表现，胃气不足了，当然吃不了多少东西，稍微多吃一点儿就会吐出来。

除了这四大症状，还可能伴有咽干、口苦、目眩等症状。

知道了什么情况下用小柴胡汤，现在我们来解方。

小柴胡汤包含三组药。

第一组药：柴胡、黄芩。把半表半里这个区域打通，让邪气出去，把肝胆之火去掉。

柴胡可疏肝。肝胆属于半表半里区域，正气与邪气僵持在这里就需要柴胡这样的药来调解疏散。柴胡还有一股升提的力量，也就是说它的药性是往上走的，能够协助正气把邪气赶出去。

黄芩是苦的，苦入心，所以能够去心火；黄芩又是寒凉的，寒则下行，所以能够清胆胃之火。

柴胡与黄芩是很好的搭档，柴胡升，黄芩降，肝升胆降，

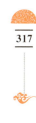

肝胆系统就运转起来了。

如果要用小柴胡汤加减,柴胡与黄芩是必须要保留的,因为它俩是小柴胡汤的灵魂所在。

第二组药:半夏。

半夏在这个方子里主要是用来降逆的,属于治标,不算主要的药。什么叫上逆呢?比如我们的胃气要下降的,如果胃气不下降反而往上走,就会出现打嗝、呕吐的症状,这就是上逆。胃以降为喜。再比如,胆气也要下降的,如果胆气不降就会出现口苦、目眩、胆汁反流等症状。

第三组药:人参、生姜、炙甘草、大枣。

张仲景的"脾四味"隆重登场。

前面说过,半表半里的症状主要是由于脾胃虚弱导致的表里不通、上下不通,那用什么来打通中焦,让脾胃的运化功能得到恢复呢?

张仲景用的就是人参(因为人参价格太高,现在多用党参来代替)、生姜、炙甘草、大枣。这四味药都是入脾胃的,能够迅速补充脾胃的津液。脾胃功能恢复了,就会产生源源不断的气血去与病邪做斗争。

这是张仲景一贯的思路,也是张仲景治病的一个原则,那就是无论治疗什么病,都必须把脾胃保住。所以,张仲景的很多方子都有"脾四味"的影子。

张仲景认为,真正能够治病的只有我们自己,药物只不过是帮助我们恢复身体功能,恢复身体功能的重点就是恢复脾胃功能,脾胃功能好了,正气就足,免疫力提高,自愈力就强,就不会经常感冒。

建议宝妈们家里常备小柴胡颗粒。为什么呢?因为小孩子肝常有余,脾常不足,感冒时特别容易出现肝脾不和,发热,肝风内动,小柴胡颗粒刚好可以疏肝和胃、退热。

记住风寒感冒初期不能用,小孩子用药一定要在医生指导下进行。

补中益气丸

气虚第一方,脾气、肝气、肺气、心气、肾气通通补足!

前一阵子文小叔收到一位老师的留言,她说,她可能生大病了,已经严重影响工作了。她说,她是英语老师,每次上课的时候说话的声音很小,总感觉气提不上来,没力气说话,坐在后排的学生纷纷反映听不见。她已经把声音提高到最大了,可是后排的学生还是听不见,再这样下去她没脸待在三尺讲台上了。

文小叔想,光说话声音小这个表现不足以判断得了什么病,于是她继续补充。她自己说特别瘦,差不多皮包骨的感觉,每天饭量很小,但还胀肚,尤其下午三四点胀得厉害。

听她这么一说,文小叔脑海渐渐清晰起来,安慰这位英语老师说,放心吧,你没得什么大病,就是身子虚了一点儿,最主要的是气虚。把气补一补,说话声音就提上来了。

于是文小叔建议喝补中益气汤,她喝了一周,就反馈说效果很明显,说话不那么有气无力了。

接下来文小叔要隆重介绍,"金元四大家"之一李东垣的方子——补中益气汤。这个方子堪称补气第一方。

李东垣对医学最大的贡献是他写的一本医学著作《脾胃论》。

把脾胃单独拿出来写一本书,李东垣是第一人。把脾胃的重要性写得如此深刻,他也是第一人。他的以脾胃为中心的思想影响了好多人。

李东垣对脾胃所有的看法可以归结于八个字:脾胃内伤,百病由生。

文小叔想,李东垣真正读懂了《黄帝内经》、读懂了张仲景。

《黄帝内经》把脾胃放在了一个很高的层面,是这样看待脾胃的:人得胃气则生,失胃气则亡;出入废,则气机幻灭;九窍不利,皆属脾胃。

张仲景更是把脾胃放在了一个前所未有的高度,他说脾旺四季不受邪。张仲景的方子中,除了一些特别需要重点祛邪的方子外,几乎都有健中、保护脾胃的药,比如人参、生姜、甘草、大枣。这四味药太过平常,但张仲景却很偏爱,用得出神入化。

《黄帝内经》也好,张仲景、李东垣也罢,无非告诉我们同一个道理:脾胃是后天之本,是气血生化之源,是五脏六腑的中心,脾胃这个轮子要是不运转,其他五脏六腑都得瘫痪。无论你得了什么病都别忘记要好好调理脾胃,只要把脾胃调理好了,很多病不攻自破。如果你吃得下饭,并且消化得了,哪怕你百病丛生，没事。如果你看起来什么病都没有，就是吃不下饭，那么等待你的将会是一场大病。

我们常说，正气存内，邪不可干。这里的正气指的就是全身的正气，是五脏六腑的正气，但是它重点指的就是脾胃之气。因为脾胃之气是所有正气中最重要的正气，是正气中的正气，是正气中的战斗机。

正是基于以上思想，李东垣发明了一个方子，专门来调理脾胃之气，这个方子就是大名鼎鼎的补中益气汤。

这个方子是气虚之人必须要知道的方子，它可以补一身的气，脾气、肝气、肺气、心气、肾气，但这个方子重点补的是脾气。

补中，补的就是中焦脾胃之气；益气，益的就是中焦脾胃之气，所以叫补中益气汤。

现在气虚的人很多，女性朋友十个中有八个都会有些气虚，因为气为阳，女人属阴。现在脾胃不好的人更多，所以补中益气汤这个方子大有用武之地，现代人尤其是女人太需要它了。

气虚的人都有哪些表现？

首先我们要看看舌头。如果你的舌头有齿痕，说明你就有气虚了，齿痕越多，气虚就越严重。为什么会有齿痕呢？是因为你的脾胃运化不好，水湿没有运化出去把你的舌头泡大了，舌头变得臃肿胖大，挤压牙齿就形成了齿痕。气虚的舌苔是白腻的，铺满了整个舌面，有的上面还飘着一层水湿，这说明气虚很严重。

气是一种看不见的能量，维持着我们的生命活动，因为有了气的支撑，我们才会精神抖擞。如果气虚，人就会无精打采，特别容易疲乏，用一个字来形容就是——懒。

什么都不想做，不想说话，因为说话也会耗气；不想走动，更别说运动，因为体力活动最耗气。如果说脑力劳动者需要补血，那么体力劳动者最需要补气。气虚之人的生活准则是这样子的：能躺着就不坐着，能坐着绝不站着，能站着绝不走着。

从一个人的坐姿就可以看出这个人气不气虚，气虚的人都是斜着坐的，身子老是往后靠，要么就是驼背。气足的人，则坐如钟、行如风、卧如弓。

运行在我们体表的气叫卫气，就好比一个国家的国防力量，气虚的人卫气不足很容易得感冒，天气一凉，吹个风，或者吹着空调一觉醒来就感冒了。就好比一个国家的国防力量不强，边境老是被骚扰侵犯一样。

气虚的人吃得少也就罢了，还腹胀，这种腹胀不是实胀，是虚胀。也就是说并不是吃多了加上便秘导致的腹胀，而是气虚，中气不足，小肚子往下坠的感觉，这是一种坠胀。气提上来，就不胀了。

气虚的人还有一个特点，吃完就拉，饭后半个小时绝对要上厕所，大便可能成形，也可能不成形，不成形就会便溏。

针对气虚，我们就要升阳举陷，就要用到补中益气汤。

我们来看这个方子，很简单，就八味药：黄芪、人参、升麻、柴胡、白术、当归、陈皮、炙甘草。

中成药叫作补中益气丸，因为它运用得太广了，几乎所有的药店都有卖。

下面跟文小叔一起来慢慢品味这个精妙绝伦的方子。

既然是补气的方子，那这个方子中的哪些药是补气的呢？本方中补气的药可不是一两味，足足有五员大将，真可谓强强联手，无所不用其极。这五味药是黄芪、人参、升麻、柴胡、白术。

黄芪，补气第一，补一身之气，因为它色白味甘，所以重点补肺气、脾气。之所以说黄芪补气第一，是因为黄芪补气很老到、稳重，像一位历尽沧桑的中老年人，不急不躁，有一股后劲，在你还没有觉察时就把气给补足了。不像东北人参，还没等人受用呢，就让人上火流鼻血了。东北人参太过峻猛，就像猛将张飞。

黄芪，当之无愧成为补中益气汤的君药。

人参，注意，这里的人参不是东北人参，而是党参，山西上党一带产的人参。党参，同样也没有东北人参峻猛，也可补中益气。它的味道很甘甜，得土气最厚，所以兼顾一身之气的同时，最主要补中焦脾胃之气。党参，加上后面的白术，再加上后面的炙甘草、茯苓，这个组合是不是很眼熟呢？

是的，就是如雷贯耳的四君子汤。四君子汤也是补气

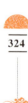

的，为什么这个方子不加茯苓呢？因为茯苓是利水的，利水的药气是往下走的。这边补气那边又泄气，当然不妥了，所以不用茯苓。

党参、白术、炙甘草在这个方子里面是臣药。臣药是什么？就是帮助君药的。君药要做什么，臣药必须跟着做什么，君药说东，臣药绝不往西。步调一致，协同获益。

还有两味补气的药是柴胡、升麻，它们是使药。什么是使药？使药就是，你要调理哪个部位的病，使药就把药性引到哪个部位。比如你要治疗头面部的疾病，这里的升麻就可以把药性引到头面部去。升麻，一看名字就知道，这个药是升提气机的，它的好兄弟柴胡也是升提气机的，兄弟齐心把大气往上升，这样你的气就上来了。

是不是把气补足了就万事大吉了呢？当然不是，还得善后。气足了，还得顺，还得和。如果补进去的气一团乱麻，都不按各自的轨道运行，那就是添堵。这就好比，发生火灾了，一群人争先恐后往出口挤，很快出口就被堵住了。

人体的气机也是一样，补进去太多，但不理顺它，它就会乱窜或停滞，这样不但起不到补气的效果，反而会适得其反。这就是为什么很多人吃了补气的药反而身体不舒服，不是上火就是这儿那儿胀的。

理气靠谁？靠的就是陈皮。陈皮，我们都知道它是化痰的高手，其实它还是理气的高手。陈皮理气相对温柔，它的儿子青皮理气就猛烈了，陈皮理气不伤气，青皮理气伤气，还破气。陈皮在这个方子中的作用就是让补进去的气乖乖的，不乱窜，成为一团和睦相处的和气。君子和而不同嘛。

陈皮在这里是佐药，佐药就是我可以帮助你，也可以跟你唱反调，但不管我是何种行为，我的终极目的是为你好，我赞美你是为你好，批评你也是为你好。比如，你补气，我偏要理气，但我理气的目的也是为了你更好地补气，这就是佐药。这有点儿像一个国家的谏官，可以说你好话，也可以说你坏话。

最后一个药，当归。大家都很熟悉，它是补血圣药。有人问了，这个方子不是补气的吗？为什么还要加入补血的当归呢？

因为气血从来不是孤立存在的，气虚的同时必定会血虚。气血相互依存，谁也离不开谁，气为血之帅，血需要气的推动，如果没有气的推动，就无法正常流动。血为气之母，如果没有血这个基础，气就生化不出来，气就没有依附。当归的加入，可谓画龙点睛，与方中的黄芪一起就是大名鼎鼎的气血双补汤——当归补血汤。

补中益气汤，气虚之人的守护神，请不要辜负它的良苦用心。

不过，文小叔要提醒一句，如果你没有气虚，就不要乱用，因为这个方子补气力度太大了，里面的药基本上都是温药。

再提醒一句，如果你有胃下垂、腹部坠胀、子宫下垂、脱肛、外痔，总之，只要你明显感觉你的气往下走，提不上来，就都可以试用补中益气汤。

独活寄生丸

文小叔在这里告诉大家，治疗风湿效果好且便宜的方子是药王孙思邈记载在《备急千金方》中的独活寄生汤。

独活寄生汤的配方组成：独活、寄生、杜仲、牛膝、细辛、秦艽、茯苓、肉桂心、防风、川芎、人参、甘草、当归、芍药、干地黄。

接下来分析一下独活寄生汤是怎么治疗风湿的。

平时常说的风湿只是民间比较通俗的称呼，如风湿性头痛、风湿性肩痛、风湿性腰痛、风湿性关节炎等。中医认为，风湿都是由三种邪气入侵体内导致的。这三种邪气为风邪、寒邪、湿邪。久病必瘀，这三种邪气入侵久了必然会导致经络血脉不通，所以风湿的诱因还有瘀血。

那么，寒气是怎么进入身体的呢？

寒气进入身体的常见原因包括降温了没有及时添加衣物、刮风下雨没有及时避开、长时间吹空调、冬天洗冷水澡、在冷库工作等，这些都可能让寒邪悄悄进入体内。

这个方子中祛寒的药有哪些呢？

细辛，细而辛烈，还有一股浓烈的芳香，能够快速打开皮毛，把体内的寒气逼出去，其力度不亚于解表的麻黄。

肉桂心，肉桂心可以强壮一身的阳气，尤其善于补充命门之火。命门之火旺盛就会调动全身的阳气去祛寒。那些手脚很暖和的老年人通常都会长寿，因为他们的命门之火很旺盛，也不会得风湿病。

独活，是这个方子的灵魂，其性温，是祛风湿圣药，治疗风湿病的方子中几乎都有它的影子。独活不仅祛寒，还肩负祛风、祛湿的重任，真可谓能者多劳。

一想到独活，文小叔就想到一种独立的精神、独立的品格，就像寒梅独立在大雪中。人靠什么站立？靠双腿。双腿怎样才能站立？必须要矫健有力，远离风湿。独活特别善于走下肢，把下肢的风寒湿搜刮出去，使双腿矫健有力。如果风湿在下肢，包括风湿性腰痛、风湿性关节炎等，用独活效果很好。

接下来就是祛湿。湿邪又是怎么进入体内的呢？原因包括长期生活在潮湿的环境（如地下室），经常在水下或水田里劳作，洗完头发不吹干直接就睡了，等等。这些都是外湿。还有内湿，包括经常吃一些肥甘厚腻损害了脾阳，导致湿邪泛滥。

这个方子怎么祛湿呢？用的是秦艽和茯苓。

最后是祛风。风邪又是怎么进入体内的呢？风邪是百病之长，善于走窜，无孔不入，与寒、湿、热都可以结合，防不胜防。例如，睡觉的时候门没有关吹进来的风，坐车的时候从车窗吹进来的风，以及空调风、电扇风都可能成为风邪进入体内。

这个方子中的祛风药有哪些呢？主要是防风和独活。其中防风是祛风大将，它有一种特殊的本领，四面八方吹来的风都奈何不了它，吹不倒也吹不歪，一身傲骨，正气凛然。所以，无论是风寒，还是风热，都可以用防风来祛风，风湿自然也不例外。

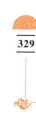

329

风、寒、湿都祛除了，是不是病就好了呢？不是，前面说过，久病必瘀，所以还需要活血化瘀。活血化瘀的同时补血，这样效果会更好。所以这个方子用了当归、芍药、地黄来补血，用川芎来活血化瘀，这四味药组合在一起就是大名鼎鼎的四物汤，因此，这个方子祛除风、寒、湿的同时一点儿不伤血。

这个方子中还有扶正和健脾养胃的药，因为祛风湿的药多数都是猛烈的，脾胃虚弱的人不适合长期服用。于是，孙思邈考虑周全，加了人参（现在的党参）、甘草来补中益气，保护脾胃。

最后,孙思邈用寄生、杜仲、牛膝引药下行,因为风湿病通常集中在下肢。同时大补肝肾,因为肝主筋,肾主骨,腰腿的病都要从肝肾治疗,肝肾强壮了,就不易患风湿病。

这个方子可以调理由风、寒、湿邪导致的风湿性头痛、风湿性肩周炎、风湿性关节炎、风湿性腰痛、风湿性坐骨神经痛、风湿性老寒腿,小儿麻痹症也可以试试。

这个方子用的都是一些寻常的药,如果嫌煎药太麻烦,汤药太苦,可以服用中成药独活寄生丸。

逍遥丸

文小叔一直认为,逍遥丸是调理妇科疾病很有效的一款中成药。那么逍遥丸到底可以调理哪些具体的症状呢?

1.逍遥丸可以调理头痛、头晕。

头痛的原因有很多,受寒、瘀血、血虚、气虚都会导致头痛,那么逍遥丸调理什么样的头痛呢?调理紧张性血管性头痛,这种头痛通常发生在一侧,容易在左边发作,一般在情绪波动时发作,比如激动、紧张、生气,还会连着太阳穴及周围胀痛。这种头痛用逍遥丸效果佳。

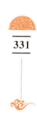

2.逍遥丸可以调理脱发。

很多女性以为脱发就是肾虚导致的,其实不然。这个时代的人脱发的常见原因是肝气不舒。肝主生发,肝藏血,发为血之余。如果肝气郁结,肝的疏泄能力减弱,就无法把肝血运送到头部,头发没有肝血的滋养就会脱落。很多女性的脱发是情志导致的,尤其是斑秃,头发可一夜之间就脱落了。这种脱发用逍遥丸效果好。

3.逍遥丸可以调理耳鸣。

通常以为耳鸣也是肾虚导致的,没错,肾开窍于耳,肾精亏虚会导致耳鸣。但更多的耳鸣是肝火上炎导致的。比如很多女性一生气就会耳鸣,这就是肝火导致的耳鸣,这种耳鸣声音很大。这种耳鸣用加味逍遥丸效果好。

4.逍遥丸可以调理眼花、眼睛干涩。

肝开窍于目,与眼睛有关的问题通常与肝有关。用眼过度会导致肝血亏虚,没有肝血的滋养,眼睛就会视物模糊、干涩,甚至发红、有红血丝等。逍遥丸里面既有补肝血的当归、白芍,又有升肝气的柴胡,还有清理肝热的栀子、丹皮,所以可以调理眼睛干涩。如果眼睛发红严重,可以用加味逍遥丸,因为其中重用了清理肝热的成分。

5.逍遥丸可以调理口干口苦。

医圣张仲景说,但凡咽干口苦,就用小柴胡汤。其实逍遥丸与小柴胡汤的治病原理大同小异,逍遥丸就是从小柴胡汤这个方子演变而来的,只是其中多了一些养肝血的成分,更全面、更缓和一些。口苦是火之味,肝气不舒,气郁化火,火性上炎,把胆汁带到口腔,所以口苦。这种口干口苦用加味逍遥丸效果很好。

6.逍遥丸可以调理甲状腺结节、甲亢。

甲状腺的疾病与肝有密切联系。为什么很多女性都有甲状腺疾病呢？因为女性的情绪不稳，特别容易肝气不舒。怒则气上，每一次生气不管是明火还是生闷气，这个气就冲到甲状腺这个部位，这个部位就会被邪气堵塞，气滞就会血瘀，再加上女性多痰，这些邪气相互纠缠，形成甲状腺结节。所以要把这些结节散掉，就要疏肝理气，这是治本之道，加味逍遥丸效果好。

7.逍遥丸可以调理梅核气。

梅核气，就是感觉咽喉有异物，咽不下去吐不出来，以为得了喉息肉或喉癌，去医院检查，什么也没有。这是无形的气滞，仪器是检查不出来的。梅核气就是无形之痰与无形之气相搏，堵在咽喉部位。所以要理气化痰，最好的方子是半夏厚朴汤，但要治本还得用逍遥丸，因为逍遥丸才能解决肝气不舒。

8.逍遥丸可以调理乳腺疾病。

百分之八十的乳腺疾病都是肝气不舒导致的。乳腺这个位置由肝经所管。怒则气上，这个气冲到乳腺这个位置就停滞不前了，慢慢就会形成郁结。轻度的乳腺增生用逍遥丸效果很好，可以标本兼治。如果是重度乳腺增生，已形成囊肿，则需要活血、破血、化瘀。但不管如何，逍遥丸对乳腺增生的调理有利无害。

9.逍遥丸可以调理抑郁症。

经常说郁闷的人，可以适当服用逍遥丸。如果郁闷发展成了抑郁症,逍遥丸就是救星。抑郁症有虚有实,当一个人身体很虚弱的时候就会表现出抑郁症的症状,什么都不想干,就想躺着。这个时候要补气,气足了,就精神了,干什么就有兴趣了。

还有一种抑郁症属于实证,就是肝气郁结在那里,使阳气堵了,无法通达于四肢与脑,所以出现抑郁寡欢的症状。

这种肝郁导致的抑郁症可以用逍遥丸。

10. 逍遥丸可以调理食欲不佳。

没有食欲不一定是因为脾胃出了问题,也可能是肝出了问题。

不想吃饭,很多人第一时间会想到是不是脾胃出了问题,没错,这是标。但这个标的背后也可能是肝的问题。很多人一开心就多吃一点儿,一生气就吃不下,食欲一会儿好,一会儿不好,这都是肝有问题的缘故。中医认为,肝气不舒会克脾土。肝属木,脾胃属土,肝木横逆克脾土,所以导致食欲不振。时间长了就会引发胃胀、胃痛、胃溃疡等。

这个时候调理脾胃是治标,解决肝气不舒是治本。逍遥丸中既有疏肝的成分,也有健脾的成分,所以效果很好。

11. 逍遥丸可以调理失眠、多梦。

肝气不舒,气郁化火,这个火会干扰肝魂,肝藏魂,魂不守舍,跑出去了,就会导致失眠。肝火还会助长心火,心火就会干扰心神,使心神不宁,也会导致失眠。这时安神的药只能缓解一时,要想彻底解决这种失眠还得疏肝解郁,逍遥丸可使肝气条达,郁火散去,肝魂与心神都安分守己,让人一觉无梦到天明。

12. 逍遥丸可以调理不明原因的腹胀、腹痛。

一位朋友总觉得自己腹胀、腹痛,去医院检查,一切正常,肠镜检查也没有发现病变。后来咨询小叔,她说了一个细节,即很少排气。小叔一听就明白了,这是肝气不舒导致的。肝主疏泄,气郁了,肝的疏泄能力下降,导致排气减少,因而那些浊气排不出去,所以引发腹胀、腹痛。于是让她服用逍遥丸。服药后气就通了,腹胀也随之消失了。

13. 逍遥丸可以调理各种月经不调。

女性的月经好不好,取决于两个方面,一个是通不通,另一个是足不足。经络血脉通畅,气血充足,月经就正常。逍遥丸从什么角度来调理女性月经不调呢?从疏通经络、疏通气机这个角度来调理。

肝气不舒,气滞血瘀,堵塞经络血脉,会造成月经提前或推迟,甚至闭经、痛经。如果确定是肝气不舒导致的月经不调,就可以用逍遥丸来调理,在月经期间服用逍遥丸效果更佳。

14. 逍遥丸可以调理卵巢囊肿和子宫肌瘤。

肝经绕生殖器一周,女性的子宫与卵巢都与肝经有关。卵巢囊肿与子宫肌瘤看似不同的病,但其实病机是一样的。首先是气滞,肝气不舒就会气滞,肝主一身气机,气滞就会血瘀,气血都瘀滞,再加上女性经常吃一些寒凉的食物,因此进一步加剧气血凝滞,最后导致卵巢囊肿与子宫肌瘤。

这个时候可以用加味逍遥丸与桂枝茯苓丸,加味逍遥丸从气的层面解决卵巢囊肿与子宫肌瘤的问题,桂枝茯苓丸从瘀血的层面解决子宫肌瘤与卵巢囊肿的问题,基本上可以调理女性大部分的卵巢囊肿和子宫肌瘤。

15. 逍遥丸最让女性心动的作用就是祛斑。

文小叔观察,除了遗传性的雀斑,女性脸上长斑都是气出来的,俗称肝斑。尤其是长在颧骨两边的黄褐斑一定要通过调肝去除。但凡女性咨询黄褐斑的问题,小叔就会推荐逍遥丸。因为没有哪个女性不肝气郁结的。很多女性服用逍遥丸后,脸上的黄褐斑慢慢变小、变淡了。

16. 逍遥丸可以同时调理便秘与腹泻。

便秘与腹泻的原因很多,肝气不舒就是其中一种。肝主疏泄,排便就是一种疏泄。肝气郁结,无法疏泄,就会导致便秘。很多女性一生气就会便秘,一吃逍遥丸就通畅了。有的人肝的疏泄太过,总是腹泻,逍遥丸可以柔肝,让肝不那么急躁,从而解决腹泻的问题。如果便秘与腹泻总是交替出现,吃通便的药担心腹泻,吃止泻的药担心便秘,那就吃逍遥丸。

综上所述,逍遥丸可以调理各种情绪引发的疾病,如焦虑、紧张、激动、兴奋、生气、郁闷、忧愁、痛苦、悲伤、失望,甚至绝望。它是情绪的稳定剂,让你舒缓、开心。何以解忧?不是杜康,而是逍遥丸。

逍遥丸更是天然止痛药,只要是情绪不稳导致的疼痛,尤其是生气导致的疼痛,不管是头痛、眼睛痛、耳朵痛,还是咽喉痛、胃痛、腹痛、痛经、腿痛,大胆用逍遥丸。何以止痛?唯有逍遥丸。

337

石斛夜光丸

这个方子是眼科专方，可以治疗白内障、青光眼、飞蚊症、近视眼等眼科疾病。

这个方子还可以治疗很多眼部的症状，如眼干、眼涩、眼酸胀，眼白有红血丝，眼白发黄，以及迎风流泪、怕光、视物模糊等。

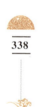

这个方子是元末明初眼科第一人倪维德创立的，他最擅长治疗眼科疾病，并用一生所学编著了一本眼科专著《原机启微》，这个方子就出自这本书，即石斛夜光丸。

石斛夜光丸的配方组成：石斛、五味子、天冬、麦冬、怀牛膝、肉苁蓉、枸杞子、菟丝子、生地黄、熟地黄、人参、山药、茯苓、甘草、防风、川芎、枳壳、黄连、菊花、白蒺藜、青葙子、决明子、水牛角、羚羊角。

这是一个大气磅礴又复杂的方子，不过再复杂的方子小叔都会给大家解释得一清二楚，一定要让大家知其然，还要知其所以然。

这个方子是如何治疗眼病的呢？

首先重点说说石斛。石斛夜光丸，自然石斛是这个方子的君药。石斛是九大仙草之一，《神农本草经》记载"久服可轻身延年"，多数医家把石斛当作明目的仙药。石斛明目的作用是通过强阴的效果来实现的，什么叫强阴？强阴就是滋补身体的阴血，身体任何部分需要的津液，石斛都可以补充。

石斛可以滋五脏六腑之阴。轻轻掐断一小截石斛，放入口中，慢慢咀嚼，甘之如饴，满口生津，一股浓浓的汁液，像银耳羹一样充满口腔，可见石斛滋阴的效果很好。

除了石斛，下面四组药以石斛为中心，众志成城，一起打一场酣畅淋漓的护眼保卫战。

第一组药，五味子、天冬、麦冬、怀牛膝，大补肝血，理论依据是：肝开窍于目。

肝主藏血，久视伤血，伤的就是肝，肝开窍于目，因此伤的是眼睛。

如果把眼睛能够看见东西比喻成灯能够照亮黑暗，那么灯油就是肝血，灯芯就是眼睛。要想灯光明亮，必须要灯油足，灯油足了，光就亮。如何为眼睛添灯油呢？那就需要补肝血、滋肝阴。

补肝血、滋肝阴以石斛为首，石斛单打独斗有点儿力不从心，于是请来它的兄弟姐妹，即五味子、天冬、麦冬、怀牛膝，这些药材都可以补肝血、滋肝阴。

第二组药，生地黄、熟地黄、枸杞子、菟丝子、肉苁蓉，大补肾精,理论依据:肝肾同源。

肝肾同源,肾水生肝木,肾是肝的妈妈,肝血要足,必须要肾精足。

眼睛的问题与肾有什么关系呢?正常情况下,瞳仁越黑代表肾精越足,一般小孩子的黑眼珠乌溜溜的,这说明小孩子的肾精非常足,还没有开泄。人老了以后会怎么样呢?人老珠黄,所以就会眼花,患白内障。

补肾精最好的一味药就是地黄,这里熟地黄与生地黄同用大补肾精。另外,又请来枸杞子协助,枸杞子补肾又补肝,是明目要药。肾阴补足了,还得补肾阳,这样阴阳并补,才能真正把肾精补足,于是又用了补肾阳的菟丝子与肉苁蓉。

第三组药,人参、山药、茯苓、甘草,把脾胃调理好,理论依据:九窍不利,皆属于脾胃。

调理任何疾病都不要忘记调理脾胃,医圣张仲景是这样做的,这个方子也是这样做的。另外,《黄帝内经》中记载,九窍不利,都要好好调理脾胃。哪九窍呢?两只眼睛,两只耳朵,两个鼻孔,一个嘴巴,还有前后二阴。可见头面部的七窍都与脾胃有关,脾胃好了,升清降浊,清气就会上升滋养头面七窍。

调理脾胃用什么呢?这里用了人参、山药、茯苓、甘草。这四味药有四君子汤的成分,四君子汤是健脾补气第一方,只不过把白术换成了山药,山药可大补脾胃。

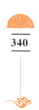

第四组药,防风、白蒺藜、川芎、枳壳、决明子、黄连、菊花、青葙子、水牛角、羚角角。

前面三组药用的是补法,第四组用泻法,这样有补有泻才合理。泻什么呢?肝开窍于目,肝主风,肝容易生内风,内风一动,眼睛就容易出问题,如眼痒、眼压高,所以这里用了防风来祛风,用白蒺藜来平肝息风,用川芎来活血,用枳壳来行气、下气,让眼部的压力往下走。

除了祛风还得清理肝热,肝热会伤阴,肝热会导致眼睛发红、胀痛,眼花、眼冒金星。我们常说急红了眼。为什么会急红了眼呢?因为肝火往上走,走到了眼睛。

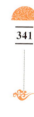

341

清肝明目这里主要用决明子,但为了清理肝热,仅靠决明子还不够,于是请来了很多清肝明目的高手,即黄连、菊花、青葙子、决明子、水牛角、羚角。

这就是眼睛的保护神———石斛夜光丸。从四个角度,即补肝血、补肾精、补脾胃、清肝火祛肝风,共同奏响明目这首交响曲。

本方服用一个月就可以了,一个月没有效果就不要服用了。如果一边服用这个药,一边继续在被窝里看手机,小叔劝大家还是别浪费钱了。

文小叔叮嘱,白内障初期建议服用。

香砂养胃丸

得胃气则生，失胃气则亡。

十人九胃病，很多胃病都是吃出来的，饮食自倍，肠胃乃伤。吃出来的胃病要想吃回去需要一个漫长的过程。胃病，三分治疗，七分保养。

有一位大姐，自诉有十年的胃病，年轻的时候特别爱吃水果、冰淇淋，导致脾胃受寒，现在每天都觉得胃胀，很难受，尤其进食后胀得厉害，感觉整个胃已经停止运化了。寒凉生冷的一点儿都不敢吃，吃一点儿胃就会很痛。现在只能喝粥，即便这样，如果粥里加点儿糖，还会反酸。

都说世上唯有美食与爱不可辜负，可现在的她还不到50岁，就对美食没有一点儿兴趣了，哪怕山珍海味摆在面前也提不起兴趣，因为她根本没有吃饭的欲望，每天吃饭都是逼自己吃的，味同嚼蜡。

大姐说，这是不是生命要走到尽头的征兆？中医不是说"人得胃气则生，失胃气则亡"吗？可是她还不想死，还有很多事情没有去做，还有牵挂，希望小叔推荐一个中成药给她，不求别的，只求能够让她有吃饭的欲望。

小叔看了看她的舌苔，湿漉漉的非常白厚，又结合大姐早年吃太多水果与冷饮的情况，判断她的问题是寒湿困脾，就是中焦脾胃寒湿太多，寒湿困住了脾胃，寒湿让脾胃失去了运化的能力。

于是小叔推荐大姐服用一个非常平和，且专门调理脾胃寒湿的中成药，特别适合爱吃水果、冰淇淋的女性。大姐服用这个药不到 1 周，就感觉胃舒服多了，胃胀也缓解了，关键是有食欲了。

这个中成药叫作香砂养胃丸。

香砂养胃丸的配方组成：木香、砂仁、白术、陈皮、茯苓、半夏、香附、枳实、豆蔻、厚朴、广藿香、甘草。

首先，大家要清楚香砂养胃丸是一个温药，里面的药材几乎都是温性的，只有一味甘草是平和的，可见这个方子主要是温阳。温什么阳呢？自然是温脾胃之阳。主要是温胃阳，胃阳就是胃动力，胃阳不足，就会完谷不化、消化不良。

那么，香砂养胃丸是如何恢复胃动力的呢？

前面说过，这个药主要针对胃里的寒湿，其主要作用就是把胃里面的寒气、湿气去掉，从而恢复脾胃的运化能力。

祛湿最主要、最根本的就是健脾，诸湿肿满皆属于脾，脾

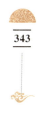

343

胃是湿气的来源。虽然这个方子是针对胃的,但要治根必须要治脾,脾胃互为表里,胃的病是浅层次的病,脾的病是深层次的病。所以这个方子直接用白术、茯苓这一对经典药对来健脾祛湿,白术健脾,茯苓祛湿,一升一降,再加入陈皮理气,整个脾胃就开始正常运转了。

胃里的湿气太多,会导致胃口不好、胃胀。导致胃胀的原因有很多种,如气滞、寒湿、积食、肝气不舒等都会导致胃胀,香砂养胃丸主要针对寒湿导致的胃胀。湿气会阻碍胃气的运行,寒邪会让胃气凝滞,寒湿会困阻脾胃。

那么,如何在打开胃口的同时把胃里的湿气去除呢?芳香的药物就兼具这两种作用。芳香化湿,芳香还可以行气、健脾开胃。

这个方子里有大量芳香的药物,最主要的两味就是木香与砂仁,这是最经典的开胃药组合。砂仁可以化湿,木香可以行气,让胃气流动起来。脾一闻到砂仁与木香的香气,就精神抖擞,干起活儿来特别卖力。

协助木香与砂仁祛湿的还有豆蔻与藿香。豆蔻就是厨房里经常用的一种香料,炖肉的时候可以化解肉的油腻;藿香的芳香化湿效果很好。

湿气多了慢慢就会形成痰,痰堵在胃里更加难受,就会导致恶心、呕吐、反酸、胃胀等症状,所以这个方子又把化痰的经典方子二陈丸放进去了，陈皮、半夏加上茯苓、甘草就是化痰经典方子二陈汤，无论寒痰还是热痰都可以用。

很多女性吃甜品吃多了会反酸，解决这一问题一方面要化痰湿，另一方面要降胃气。方子里面的半夏一方面可以化痰，另一方面可以降胃气，胃气以降为和。胃气不降，反而上升，就会出现打嗝、呕吐、反酸等一系列的症状。

前面说过只要湿气多了一定会导致气滞。人活一口气，人活着首先要气足，其次要气顺。

五脏六腑都有气，都要顺利运行，脾气要升，胃气要降，这样才会对流循环。这个方子用了大量的行气药来使得脾胃之气顺利运行。木香是行气药的经典代表，专注脾胃之气；香附是理气药，主要负责肝胆之气，疏肝理气。为什么要疏肝理气呢？因为肝主气机，身体的气机是否顺利都要靠肝来调节。另外，肝气不舒容易克脾土，会进一步导致脾胃气滞。所以这里用香附来疏肝理气。

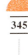

这个方子中还有两味行气的药，即枳实和厚朴，这两味药主要是针对胀满的。枳实与厚朴都可以下气、破气，让堵在胃肠里的气往下走。枳实主要负责胸部的气滞，厚朴主要负责肠道里的气滞，枳实除胸满，厚朴除腹满，这两味药下去大便会通畅很多，平常不排气的人也会矢气连连。

最后，用甘草来补脾，调和诸药，同时缓解一下这个方子的温燥之性。

这就是针对寒湿的香砂养胃丸,无论是浅表性胃炎,还是萎缩性胃炎、反流性胃炎,只要符合寒湿胃病的,喝点儿凉水、吃点儿生冷瓜果就胃不舒服的,同时伴随着胃胀、胃痛、吃不下饭、反酸症状的都可以服用香砂养胃丸。

判断胃里是不是有寒湿,很简单,查看舌头,如果舌苔白厚、湿漉漉的,就代表有痰湿。

注意,香砂养胃丸不适合胃热和胃阴虚的人。

女人抽屉里应该准备的
6 款中成药

　　每个女人都会有自己的小药箱,但并不是每个女人药箱里的药都放对了。女人这一生到底该为自己准备哪几款中成药呢? 下面小叔就为迷茫的女人献上一份完美的答卷。

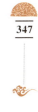

347

　　女人抽屉里应该准备的中成药逍遥丸:给女人母亲般的关怀与温暖。

　　逍遥丸像母亲一般,对女人无限宽容,让女人卸下所有的伪装,放下所有的烦恼。

　　为什么要准备逍遥丸? 因为女人以肝为先天,养肝就是养女人的命。逍遥丸是一款调肝的药,集合了这世上三大调肝妙法,既可以补肝血、疏肝气,又可以清肝火,同时还可以解决肝气不舒导致的脾胃不和。

　　为什么要准备逍遥丸? 因为女人有月经。月经不调皆为气逆,逍遥丸可以把上逆的气理顺,是调气第一药。所有与月经有关的问题,如月经量少、闭经、月经周期没有规律、痛经、月经期间情绪不稳等，凡是月经期间出现的种种问题，都可以在辨证的基础上加上逍遥丸。逍遥丸让女人的月经像小绵羊一样温顺。

为什么要准备逍遥丸？因为女人比较情绪化，修养再好的女人也会生气。女人的生气与男人的生气有区别。女人的生气是生小气，男人的生气是生大气。生小气，逍遥丸主之；生大气，龙胆泻肝丸最妙。气为百病之源，这世上的病不外乎是气的病与血的病，逍遥丸可以解决气不顺导致的病，说它是气病第一药也不过分。

为什么要准备逍遥丸？因为女人的乳房、子宫、卵巢经常生病，这些部位生病都与气有着千丝万缕的联系。气滞会血瘀，血瘀会导致乳腺增生、子宫肌瘤、卵巢囊肿等，针对这些妇科疾病，逍遥丸都可以派上用场。

女人抽屉里应该准备的中成药归脾丸：像闺蜜一样懂你。

最懂女人的不一定是父母、子女、丈夫，最懂女人的可能是闺蜜。女人一辈子有一个好闺蜜是很幸福的事，没有怎么办呢？不怕，有归脾丸来陪伴你，归脾丸像闺蜜一样在你最需要的时候一定会风雨无阻地来到你面前，静静地听你诉说。

为什么要准备归脾丸？因为女人天生爱思考，又特别喜欢思虑鸡毛蒜皮的小事儿，为身边的人操尽了心。思虑是一件很伤脾胃的事情，思则气结，进而导致食欲不振，吃进去的食物也无法运化。过度思虑很伤心神、心血，导致心脾两虚，而归脾丸最善于解决心脾两虚导致的问题。

为什么要准备归脾丸？因为女人以血为根本，半辈子都在失血，所以补血是女人一辈子的任务。补血就是补女人的青春、健康、容颜、寿命。归脾丸最补女人的血，其中含有大量补血药材，从多种角度补血。

为什么要准备归脾丸？因为女人容易失眠。有一种失眠源于想太多，有一种失眠源于血虚，有一种失眠源于心脾两虚。归脾丸专门治疗心脾两虚导致的失眠，其中不仅有滋阴养血的药材，还有安神助眠的药材。

女人抽屉里应该准备的中成药藿香正气水：可以解决很多问题。

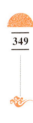

为什么要准备藿香正气水？因为女人多为寒湿体质，而藿香正气水是寒湿的克星。

为什么要准备藿香正气水？因为很多女人喜欢吃水果，把水果当饭吃的女人大有人在，水果多为寒湿之物，食入太多会损害脾阳。因为很多女人喜欢喝牛奶，牛奶是阴寒之物，食入太多也会耗损阳气。因为很多女人太喜欢吃冰淇淋、吃巧克力、喝奶茶、吃各种甜品，这些食物都是阴寒之物。因为女人喜欢躲在空调房里不出来，不愿意接受阳光的洗礼……

亲爱的女人，难道你不知道自己天生自带三分阴寒吗？

身为女人,最要做的是保护自己本来就少的阳气,而不是一次又一次去耗损自己的阳气。

为什么要准备藿香正气水?因为藿香正气水太贴心了,用处太多了。吹空调头痛了可以吃它,吃水果胃不舒服了可以吃它,吃冰淇淋拉肚子了可以吃它,吃甜品吃多了恶心呕吐可以吃它……

女人抽屉里应该准备的中成药保和丸:专为吃货而生。

30年前,我们是用不到保和丸的,因为我们"吃不起"。如今,我们所处的时代物产丰富,没有什么吃不起,没有什么吃不上。人人以"吃货"自居。保和丸在这个时代大放异彩,专治这个时代"吃"出来的疾病。

亲爱的女人,你可能不承认自己是"吃货",觉得那是男人的专利,男人的吃表现在无肉不欢,女人的吃更多表现在各种各样的零食不断,女人一边追剧一边吃零食是司空见惯的事。正是这些零食,大多数是垃圾食品,让我们的身体堆积了太多的毒素。这些积食需要保和丸来清理,保和丸是这个时代的"清道夫"。

每个人都不敢保证自己一辈子不吃多,只要吃多了,保和丸就可以派上用场,它可以把你没有消化的食物及时运化,排出体外。

为什么要准备保和丸?因为女人需要照顾孩子的起居。

孩子最容易得的病是什么？就是积食。积食是孩子的万病之源。孩子脾胃弱，容易积食，保和丸强健孩子的脾胃功能。

女人抽屉里应该准备的中成药黄连解毒丸：专门为救火而生，是急性炎症的克星。

现代人很容易上火。火有虚火与实火之分，黄连解毒丸横扫一切实火，这么说吧，只要是实火导致的症状都可以用黄连解毒丸。换句话说，只要是急性炎症发作，都可以用黄连解毒丸。

不管是牙疼、口腔溃疡，还是扁桃体炎、咽喉炎，抑或腮腺炎、急性肺炎、心肌炎、毛囊炎、乳腺炎、胆囊炎、前列腺炎、尿道炎等，只要是急性的都可以用黄连解毒丸。

注意，一定是急性炎症，慢性炎症不适合；一定是实火，虚火不合适。

女人抽屉里应该准备的中成药云南白药：伤科妙药，烫伤、跌打损伤、刀伤、烧伤都可以大胆用之。

不怕一万，就怕万一。小叔希望你们永远用不上云南白药，可是人这一生，即使你再小心翼翼，也难免会有磕磕碰碰，磕磕碰碰就会有外伤，这个时候云南白药就可以大显身手了，内服活血化瘀，外用消肿止痛、抗菌、抗感染。

尤其是家里有小孩的，小孩子天性好动，安全意识薄弱，最容易磕磕碰碰，引发外伤，外伤如果不及时处理，可能会留下瘀痕或把瘀血留在体内。云南白药里面有伤科妙药,有"金不换"之美誉的三七,最善于活血止血。

而且,云南白药还有一个妙处,一切急性出血都可以用云南白药来救急,不管是鼻子出血、牙龈出血、咯血,还是胃出血、尿血、痔疮出血都可以放心用之,先救急再说。还有女人最害怕的崩漏,即非经期出血,也可以用云南白药来止血。血止住以后,再用方子辨证施治,慢慢调理。

这就是小叔送给女人的 6 款中成药,希望你们把它们买回来,未雨绸缪,手中有伞,心中不慌,从容不迫,健康平安。